百病食疗

韩盛旺 ○ 编著

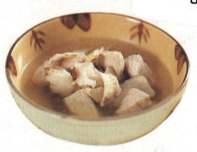

中医古籍出版社
Publishing House of Ancient Chinese Medical Books

图书在版编目（CIP）数据

百病食疗 / 韩盛旺编著. -- 北京：中医古籍出版社, 2023.8
ISBN 978-7-5152-2421-3

Ⅰ.①百… Ⅱ.①韩… Ⅲ.①食物疗法－基本知识 Ⅳ.①R247.1

中国国家版本馆 CIP 数据核字 (2023) 第 120428 号

百病食疗

韩盛旺　编著

策划编辑	姚　强
责任编辑	李　炎
封面设计	韩海静
出版发行	中医古籍出版社
社　　址	北京市东城区东直门内南小街16号（100700）
电　　话	010-64089446（总编室）010-64002949（发行部）
网　　址	www.zhongyiguji.com.cn
印　　刷	德富泰（唐山）印务有限公司
开　　本	710mm×1000mm　1/16
印　　张	10
字　　数	230千字
版　　次	2023年8月第1版　2023年8月第1次印刷
书　　号	ISBN 978-7-5152-2421-3
定　　价	59.00元

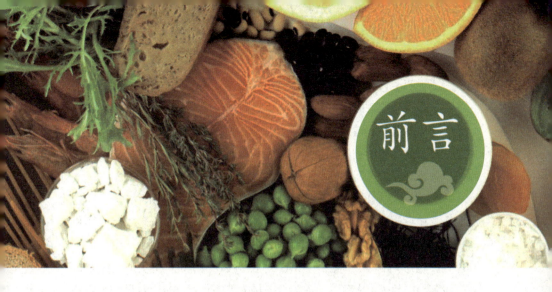

前言

药食同源,我国历代医家都十分重视"食疗"观念,主张"药疗"不如"食疗"。食疗又称食治,是以食物和药物为原料,经过烹饪,加工出具有食疗作用的膳食,它是中国传统医学知识与烹饪经验相结合的产物。食疗并不是食物与药物的简单加工合成,而是在中医阴阳、虚实等辨证理论指导下,由药材、食材和调料三者精制出的既具有营养价值,又可防病治病、保健强身、延年益寿的食物。

我国古代人民很早就认识到,食疗不仅能提供人体生长发育和健康生活所必需的各种营养物质,而且具有治疗疾病的作用。我国第一部医学理论专著《黄帝内经》,就高度评价了食疗养生的作用。此后,在《备急千金要方》《食疗本草》《本草纲目》等历代医学著作中,都记载了食疗的方法。近代医学家张锡纯在《医学衷中参西录》中也曾指出,食物"患者服之,不但疗病,并可充饥,不但充饥,更可适口。用之对症,病自渐愈,即不对症,亦无他患"。可见,食疗养生历来受到医家重视,成为中国人防病治病的一种常见方式。

在节奏日益加快的现代社会,人们为了生活而忙碌奔波,没有过多的时间和精力调养身体。食疗以其注重食物的搭配和做法,让人们通过日常饮食就可达到保养身体的目的,省去了求医问诊的麻烦。俗话说:是药三分毒。任何药物都有毒副作用,长期服用还会产生依赖性。而食疗最显著的特点,就是"有病治病,无病强身",对人体基本无毒副作用,它取药物之性,用食物之味,对于无病之人,可达到保健、强身的作用;对于患病之人,既能调养身体,增强体质,又能发挥药物疗效,达到辅助治病的作用。此外,食疗所用的大部分原料都是日常生活中常见的，不仅不会产生毒副作用，而且价格低廉，人们在享用美食的过程中便可达到调理身体的目的，这是花费大量时间和金钱求医问诊所无法比拟的。

食疗虽然是一种健康的养身之道，但普通人对中药和食物的属性与功效并不是很了解，自制药膳更是无从下手。为了帮助读者解决这一难题，我们精选了数百种疗效显著、操作简单的食疗方，编写成这本《百病食疗》。

本书第一章从食疗的基础知识讲起，包括药膳材料的四性五味、药膳的分类、食用说明、正确煎煮中药的方法等，让读者能更全面地了解食物和药材的特性。第二章至第六章根据食疗方的功效特性有针对性地介绍了数百种食疗方，包括调理心、肝、脾、肺、肾五脏慢性疾病的调养五脏食疗方，针对青少年、中年人、老年人、孕妇等不同人群的食疗方，应对日常生活中多种常见疾病的对症食疗方，针对人们日常保健需要的滋补养生食疗方，具有乌发明目、滋阴润肤、抗皱祛斑、去痘降火、美白养颜、排毒瘦身等功效的美容养颜食疗方。这些食疗方均具有食材易得、操作简单、安全绿色三大特点，普通读者即使没有任何经验，也能按照书中的步骤做出健康营养的食疗药膳，让您和家人的身体保持活力四射的健康状态。

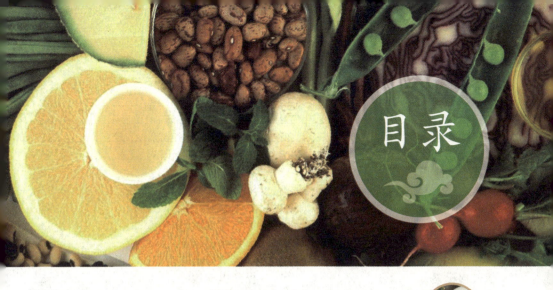

目 录

第一章 食疗养生常识须知

药膳的中医基础 ………………………… 2
药膳材料的四性五味 …………………… 3
药膳的分类 ……………………………… 5
药膳的食用须知 ………………………… 7
中药材的使用须知 ……………………… 9
正确煎煮中药 …………………………… 11
食材的使用须知 ………………………… 12

第二章 调养五脏食疗方

养心安神食疗方

莲子茯神猪心汤 …………………… 14
北沙参保健茶 ……………………… 14
五味子养心安神茶 ………………… 14
莲子菠萝羹 ………………………… 15
五味子炖猪肝 ……………………… 15
核桃仁当归瘦肉汤 ………………… 15
莲子芡实炖猪心 …………………… 15
党参当归鸡汤 ……………………… 16
肉桂茴香炖雀肉 …………………… 16
附子生姜炖狗肉 …………………… 16
灵芝红枣兔肉汤 …………………… 16
苦瓜牛蛙汤 ………………………… 17
猪肚五味子白术粥 ………………… 17
桂圆莲芡粥 ………………………… 17

桂圆红枣莲子羹 …………………… 17
人参滋补汤 ………………………… 18
鲜人参乳鸽汤 ……………………… 18
当归党参红枣鸡汤 ………………… 18
当归桂圆猪腰汤 …………………… 18
葡萄干红枣汤 ……………………… 19
红枣枸杞子鸡汤 …………………… 19
花生山药粥 ………………………… 19
桂圆山药红枣汤 …………………… 19
阿胶枸杞子炖甲鱼 ………………… 20
阿胶猪皮汤 ………………………… 20
益智仁鸭汤 ………………………… 20
益智仁猪尾汤 ……………………… 20

保肝护肝食疗方

枸杞叶鸡肝汤 ……………………… 21

苦瓜菊花猪瘦肉汤 …………… 21
天麻苦瓜酿肉 ………………… 21
柴胡莲子田鸡汤 ……………… 22
车前枸杞叶猪肝汤 …………… 22
雪蛤枸杞甜汤 ………………… 22
四物鸡汤 ……………………… 22
土茯苓鳝鱼汤 ………………… 23
核桃枸杞子蒸糕 ……………… 23
山药白芍排骨汤 ……………… 23
猪肝笋粥 ……………………… 23
首乌炒猪肝 …………………… 24
枸杞木瓜粥 …………………… 24
桃仁枸杞粥 …………………… 24
枸杞鸡肾粥 …………………… 24
参芪枸杞子猪肝汤 …………… 25
枸杞叶鹌鹑蛋鸡肝汤 ………… 25
白芍红豆鲫鱼汤 ……………… 25
归芪白芍瘦肉汤 ……………… 25
女贞子首乌鸡汤 ……………… 26
菊花羊肝汤 …………………… 26
柴胡解郁猪肝汤 ……………… 26
丹皮杏仁茶 …………………… 26
丹皮菊花茶 …………………… 27
决明子鸡肝苋菜汤 …………… 27
决明子杜仲鹌鹑汤 …………… 27
虎杖解毒蜜 …………………… 27
虎杖泽泻茶 …………………… 28
莲心香附茶 …………………… 28
川芎香附茶 …………………… 28
田七郁金炖乌鸡 ……………… 28

健脾养胃食疗方

玉竹沙参鲫鱼汤 ……………… 29
党参麦门冬瘦肉汤 …………… 29
黄芪炖生鱼 …………………… 29
山药猪肚汤 …………………… 30
白术芡实田鸡汤 ……………… 30
陈皮卤牛肉 …………………… 30
薏苡仁瓜皮鲫鱼汤 …………… 31
虫草花党参猪肉汤 …………… 31
党参煮土豆 …………………… 31
黄芪牛肉汤 …………………… 32

黄芪绿豆煲鹌鹑 ……………… 32
山药猪胰汤 …………………… 32
党参生鱼汤 …………………… 32
佛手元胡猪肝汤 ……………… 33
春砂仁黄芪猪肚汤 …………… 33
春砂仁花生猪骨汤 …………… 33
绿豆陈皮排骨汤 ……………… 33
陈皮鸽子汤 …………………… 34
白术猪肚粥 …………………… 34
话梅高良姜汤 ………………… 34
高良姜山楂粥 ………………… 34
鸡内金核桃燕麦粥 …………… 35
麦芽山楂饮 …………………… 35
山楂苹果大米粥 ……………… 35
薏苡仁红枣茶 ………………… 35

滋阴润肺食疗方

虫草炖乳鸽 …………………… 36
沙参百合甜枣汤 ……………… 36
鱼腥草银花瘦肉汤 …………… 36
鱼腥草红枣茶 ………………… 37
川贝炖豆腐 …………………… 37
冬瓜薏仁鸭 …………………… 37
柴胡秋梨饮 …………………… 37
椰子汁杏仁鸭汤 ……………… 38
枸杞桂圆银耳汤 ……………… 38
太子参红枣茶 ………………… 38
白果莲子乌鸡汤 ……………… 38
荠菜四鲜宝 …………………… 39
松子炒丝瓜 …………………… 39
莲子百合黑豆汤 ……………… 39
山药杏仁糊 …………………… 39

补肾养肾食疗方

熟地当归鸡汤 ………………… 40
姜片海参炖鸡汤 ……………… 40
葱烧海参 ……………………… 40
螺肉煲西葫芦 ………………… 41
猪肠核桃仁汤 ………………… 41
五灵脂红花炖鱿鱼 …………… 41
田七郁金蒸乌鸡 ……………… 41
杜仲羊肉萝卜汤 ……………… 42

杜仲艾叶鸡蛋汤 …………… 42
莲子百合排骨汤 …………… 42
栗子羊肉汤 ………………… 42
菟丝子大米粥 ……………… 43
板栗桂圆粥 ………………… 43
韭菜牛肉粥 ………………… 43

山药鹿茸山楂粥 …………… 43
虫草炖甲鱼 ………………… 44
虫草炖雄鸭 ………………… 44
首乌黄精肝片汤 …………… 44
茸杞红枣鹌鹑汤 …………… 44

第三章　不同人群食疗方

适合青少年的食疗方

陈皮核桃粥 ………………… 46
红豆花生红枣粥 …………… 46
鸡蛋木耳粥 ………………… 46
虾仁蜜桃粥 ………………… 47
桂圆肉益智鸽蛋汤 ………… 47
人参鸡菇汤 ………………… 47
金针章鱼萝卜汤 …………… 47
冰糖绿豆苋菜粥 …………… 48
杨梅绿豆粥 ………………… 48
八宝莲子粥 ………………… 48
佛手柑粥 …………………… 49
南瓜牛肉汤 ………………… 49
人参当归猪心汤 …………… 49
当归天麻羊脑汤 …………… 49
桂圆枸杞子粥 ……………… 50
南瓜百合粥 ………………… 50
猪肝绿豆粥 ………………… 50
鲮鱼黄豆粥 ………………… 51
花生猪骨粥 ………………… 51
鸡肉白薯粥 ………………… 51
竹荪玉笋粥 ………………… 52
山药羊肉粥 ………………… 52
银耳绿豆粥 ………………… 52
陈皮牛肉蓉粥 ……………… 53
山药鸡蛋粥 ………………… 53
蜜饯胡萝卜粥 ……………… 53

适合中年人的食疗方

猪血鱼片粥 ………………… 54

黑芝麻甜奶粥 ……………… 54
黑芝麻红枣粥 ……………… 54
大蓟粥 ……………………… 55
石榴花粥 …………………… 55
红枣归圆猪皮汤 …………… 55
白果冬瓜汤 ………………… 55
黑米党参山楂粥 …………… 56
乌梅粥 ……………………… 56
梅干莲子粥 ………………… 56
紫米红枣粥 ………………… 57
荷叶冬瓜薏仁汤 …………… 57
笋鸡银芽汤 ………………… 57
香菇鱼头汤 ………………… 57
玉竹冰糖粥 ………………… 58
红豆莲子粥 ………………… 58
芡实茯苓粥 ………………… 58
糯米花生麦粥 ……………… 59
角鱼干贝粥 ………………… 59
荔枝鸭粥 …………………… 59
鹌鹑山药粥 ………………… 60
茯苓鹌鹑蛋汤 ……………… 60
芝麻红枣甲鱼汤 …………… 60
党参牛排汤 ………………… 60
猪肺薏仁粥 ………………… 61
荸荠海蜇粥 ………………… 61
枇杷银耳粥 ………………… 61
翠衣甜粥 …………………… 62
哈密瓜银耳瘦肉汤 ………… 62
薏仁荷叶瘦肉汤 …………… 62
玉竹莲子老鸭汤 …………… 62

适合老年人的食疗方

玉米山药粥 63
红绿豆花生猪手汤 63
荔枝山药粥 63
鲜奶银耳乌鸡汤 64
枸杞鱼头汤 64
红枣乌鸡雪蛤汤 64
双丝银鱼羹 64
花生杏仁粥 65
粳米姜粥 65
锅巴粥 65
五谷糙米粥 66
燕麦粳米粥 66
香茗粥 66
枸杞叶羊肾粥 67
鳗鱼粥 67
桂圆栗子粥 67
海带瘦肉粥 68
绿豆麦片粥 68
白果冬瓜粥 68
陈皮蚌肉粥 69
豌豆绿豆粥 69
桃花粥 69
兔肉粥 70

银耳鸽蛋粥 70
鸽肉粥 70

适合孕产妇的食疗方

玉兰肝尖汤 71
蛋花南瓜粥 71
生姜橘皮茶 71
橙蜜饮 72
蛋奶菇粥 72
甘蔗姜汁 72
白菜鸡蛋大米粥 72
白皮鲈鱼汤 73
莲藕三红羊骨汤 73
玉米须大米粥 73
核桃虾仁粥 74
天麻鱼头粥 74
羊腩苦瓜粥 74
扁豆小米粥 75
枸杞猪肾粥 75
鸡丝鹌鹑蛋汤 75
红薯粥 76
雪梨红枣糯米粥 76
四豆陈皮粥 76
西葫芦韭菜粥 76

第四章 常见病对症食疗方

高血压

绿豆薏苡仁汤 78
枸杞炒玉米 78
半夏薏苡仁粥 78
玉米核桃粥 79
陈皮黄芪粥 79
红枣杏仁粥 79
鳕鱼蘑菇粥 79

贫血

猪肉蛋枣汤 80
黑木耳红枣汤 80

红枣阿胶粥 80
桂圆枸杞糯米粥 81
红枣莲子糯米粥 81
山药枣荔粥 81
核桃生姜粥 81

冠心病

桂参红枣猪心汤 82
参归山药猪腰汤 82
丹参山楂大米粥 82
菠菜玉米枸杞粥 83
木耳枣杞粥 83

西红柿桂圆粥 …………………… 83
西红柿海带粥 …………………… 83

失眠

远志锁阳乌鸡汤 ………………… 84
红枣桂圆莲子粥 ………………… 84
苦瓜荠菜肉汤 …………………… 84
红枣桂圆粥 ……………………… 85
莲子青菜粥 ……………………… 85
桂圆核桃青菜粥 ………………… 85
红豆核桃粥 ……………………… 85

抑郁症

柏仁大米羹 ……………………… 86
香附陈皮炒肉 …………………… 86
当归郁金猪蹄汤 ………………… 86

感冒

白芷鱼头汤 ……………………… 87
石膏退热粥 ……………………… 87
苦瓜排骨汤 ……………………… 87

哮喘

麻黄陈皮瘦肉羹 ………………… 88
白果贝母粥 ……………………… 88
甘菊雪梨桔梗汤 ………………… 88
核桃乌鸡粥 ……………………… 89
莲子葡萄萝卜粥 ………………… 89
瘦肉豌豆粥 ……………………… 89
山药冬菇瘦肉粥 ………………… 89

慢性胃炎

党参鳝鱼汤 ……………………… 90
山药白术羊肚汤 ………………… 90
山药五宝甜汤 …………………… 90

便秘

香蕉甜汤 ………………………… 91
大黄通便茶 ……………………… 91
五仁粥 …………………………… 91

病毒性肝炎

花生红枣汤 ……………………… 92
栀子粥 …………………………… 92
五味子红枣饮 …………………… 92
天冬米粥 ………………………… 93
板栗枸杞粥 ……………………… 93
覆盆子米粥 ……………………… 93
鹿茸大米粥 ……………………… 93

糖尿病

苦瓜海带瘦肉汤 ………………… 94
薏苡仁黄芪粥 …………………… 94
荷叶甘草茶 ……………………… 94
党参百合冰糖粥 ………………… 95
枸杞麦门冬花生粥 ……………… 95
桂荔红枣糯米粥 ………………… 95
莲子山药粥 ……………………… 95

痢疾

枸杞猪肠鸡脚煲 ………………… 96
大蒜银花茶 ……………………… 96
黄连白头翁粥 …………………… 96
扁豆山药粥 ……………………… 97
绿豆苋菜枸杞粥 ………………… 97
豆芽豆腐粥 ……………………… 97
黄瓜芦荟大米粥 ………………… 97

月经不调

百合腰花汤 ……………………… 98
益母土鸡汤 ……………………… 98
艾叶止痛粥 ……………………… 98
益母红枣粥 ……………………… 99
鸡蛋麦仁葱香粥 ………………… 99
牛奶鸡蛋小米粥 ………………… 99
冬瓜鸡蛋粥 ……………………… 99

痛经

桂枝红枣汤 ……………………… 100
姜枣花椒汤 ……………………… 100
泽兰养血止痛粥 ………………… 100

闭经
番薯煲姜汤 101
虫草洋参鸡汤 101
四物芡实粥 101

带下过多
蚕豆瘦肉汤 102
马齿苋瘦肉汤 102
乌鸡莲子粥 102

产后恶露不绝
人参乌鸡汤 103
桃仁莲藕汤 103
益母草粥 103

乳腺炎
银花猪蹄汤 104
黄柏生地饮 104
绿豆银花粥 104
豆腐杏仁花生粥 105
青菜罗汉果粥 105
三蔬海带粥 105
胡萝卜玉米罗汉粥 105

子宫脱垂
升麻鸡蛋汤 106
升麻炖大肠 106
黄芪党参粥 106

更年期综合征
燕麦莲藕汤 107
枸杞莲心茶 107
山药枸杞粥 107
甘麦红枣粥 108
洋葱青菜肉丝粥 108
韭菜猪骨粥 108
山楂猪骨大米粥 108

阳痿
当归牛鞭壮阳汤 109
陈皮红椒烧狗肉 109
人参壮阳茶 109

遗精
甲鱼芡实汤 110
红枣柏子小米粥 110
金樱鲫鱼汤 110

小儿流涎
陈皮猪肚粥 111
桂圆陈皮糯米粥 111
山药绿豆糖水 111

小儿厌食
山药内金黄鳝汤 112
羊肉草果豌豆粥 112
山楂饼 112
橘皮粥 113
香菜大米粥 113
毛豆糙米粥 113
鲜藕雪梨粥 113

小儿腹泻
芡实莲子薏仁汤 114
茯苓粥 114
藕楂泥 114

小儿肥胖
茯苓豆腐羹 115
防己黄芪粥 115
双苓黄瓜汤 115

风湿性关节炎
桑寄生连翘鸡脚汤 116
生姜肉桂炖猪肚 116
木瓜薏苡仁粥 116
红枣大米粥 117
三红玉米粥 117
百合雪梨粥 117
雪梨双瓜粥 117
芦荟白梨粥 118

牛奶芦荟稀粥 ……………………… 118
豆腐木耳粥 ………………………… 118
桂圆大米粥 ………………………… 118

第五章 滋补养生食疗方

增强记忆力食疗方

莲子桂圆炖猪脑 …………………… 120
天麻炖猪脑 ………………………… 120
茯苓糙米鸡 ………………………… 120
椰子肉银耳煲乳鸽 ………………… 121
黄精陈皮粥 ………………………… 121
牛蒡肉汤 …………………………… 121
山药鱼头汤 ………………………… 121
天麻红花猪脑汤 …………………… 122
核桃熟地猪肠汤 …………………… 122
腰果鸡丁 …………………………… 122
枸杞鸭肉粥 ………………………… 122

镇静安眠食疗方

双仁菠菜猪肝汤 …………………… 123
远志菖蒲鸡心汤 …………………… 123
灵芝红枣瘦肉汤 …………………… 123
酸枣仁莲子茶 ……………………… 124
丹参三七炖鸡 ……………………… 124
莱菔子萝卜汤 ……………………… 124
金瓜百合甜点 ……………………… 124

补血益气食疗方

首乌黑豆煲鸡爪 …………………… 125
浮小麦莲子黑豆茶 ………………… 125
五味子爆羊腰 ……………………… 125
砂仁黄芪猪肚汤 …………………… 126
鲜人参炖乌鸡 ……………………… 126

淡菜枸杞煲老鸽 …………………… 126
枸杞蒸鲫鱼 ………………………… 126
阿胶怀杞炖甲鱼 …………………… 127
益气养血茶 ………………………… 127
美味八宝羹 ………………………… 127
阿胶桂圆人参粥 …………………… 127

活血理气食疗方

龙胆草当归牛腩 …………………… 128
西洋参鸽子汤 ……………………… 128
香菇豆芽猪尾汤 …………………… 128
川芎当归鳝鱼汤 …………………… 129
丹参槐花酒 ………………………… 129
猪骨黄豆丹参汤 …………………… 129
马齿苋荠菜汁 ……………………… 129

补肾壮阳食疗方

肾气乌鸡汤 ………………………… 130
莲子百合芡实排骨汤 ……………… 130
三参炖二鞭 ………………………… 130
山茱萸覆盆子奶酪 ………………… 131
板栗猪腰汤 ………………………… 131
海马枸杞汤 ………………………… 131
五子鸡肝汤 ………………………… 131

强筋壮骨食疗方

黑豆猪皮汤 ………………………… 132
韭菜核桃炒猪腰 …………………… 132
杜仲巴戟猪尾汤 …………………… 132

第六章 美容养颜食疗方

乌发明目食疗方

芝麻润发汤 ………………………… 134

黑豆蛋酒汤 ………………………… 134
胡萝卜红枣猪肝汤 ………………… 134

白芍竹荪山药排骨汤 ……………… 135
谷精草菠菜羊肝汤 ………………… 135
枸杞叶猪肝汤 ……………………… 135
柴胡枸杞羊肉汤 …………………… 135
木瓜墨鱼汤 ………………………… 136
杞菊肝片汤 ………………………… 136
红花绿茶饮 ………………………… 136
桑麻糖水 …………………………… 136

滋阴润肤食疗方

益气润肤汤 ………………………… 137
蜜橘银耳汤 ………………………… 137
荞麦红枣羹 ………………………… 137
天冬茶 ……………………………… 138
橘皮红枣汁 ………………………… 138
黄精牛筋煲莲子 …………………… 138
清补养颜汤 ………………………… 138
玉竹瘦肉汤 ………………………… 139
枸杞荸荠鹌鹑蛋 …………………… 139
阳桃紫苏甜汤 ……………………… 139
葛根粉粥 …………………………… 139

去皱祛斑食疗方

鸡骨草煲鱼汤 ……………………… 140
清热除斑汤 ………………………… 140
木耳海藻猪蹄汤 …………………… 140
灵芝玉竹麦门冬茶 ………………… 141
熟地丝瓜汤 ………………………… 141
玫瑰枸杞养颜羹 …………………… 141
女贞子蜂蜜饮 ……………………… 141
甜酒煮阿胶 ………………………… 142
罗汉三宝茶 ………………………… 142

天冬桂圆参鲍汤 …………………… 142
牛奶核桃糊 ………………………… 142

祛痘降火食疗方

金银花饮 …………………………… 143
夏枯草黄豆脊骨汤 ………………… 143
薏仁焕彩茶 ………………………… 143
奶香杏仁露 ………………………… 144
麦门冬白米羹 ……………………… 144
荸荠鲜藕茅根汤 …………………… 144
红豆枸杞羹 ………………………… 144

美白养颜食疗方

青豆党参排骨汤 …………………… 145
番茄莲子鲜肉汤 …………………… 145
银耳樱桃羹 ………………………… 145
健体润肤汤 ………………………… 146
通络美颜汤 ………………………… 146
灵芝麦门冬茶 ……………………… 146
洋葱草莓汁 ………………………… 146

排毒瘦身食疗方

玉竹沙参炖鹌鹑 …………………… 147
养肤瘦脸茶 ………………………… 147
茯苓清菊茶 ………………………… 147
茯苓白萝卜排骨汤 ………………… 148
冬瓜干贝汤 ………………………… 148
薏苡仁煮土豆 ……………………… 148
紫菜西红柿鸡蛋汤 ………………… 148

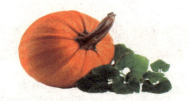

第一章

食疗养生常识须知

药膳的中医基础

中国传统医学向来重视饮食调养与健康长寿的辩证关系，并在长期的医疗实践中积累了宝贵的药膳食疗保健经验，形成了独特的理论体系。药膳从来就不是独立存在的，它具有一定的中医基础，并结合了中医食疗学、阴阳五行学说、藏象学说等内容。简要地说，中医食疗包括食疗和药膳两个方面。食疗即通过饮食调理达到养生防病治病作用，药膳即通过食物与药物配伍制成膳食，达到养生防病作用。

食疗与中医食疗学

食疗即饮食疗法，早在周、秦时期就已趋成熟。中国传统医学也十分重视药膳的保健作用，这时的药膳即古代的食疗。现代食疗是在中医药理论指导下，使用药物、食物，通过烹调加工制作出具有防病、治病作用的保健食品。现代食疗也是一种养生方法，即发挥食物的不同性味，作用于不同脏器，起到调理和治疗作用。

在中医理论指导下，研究以饮食防病、治病或康复的方法，称为中医食疗学。主要包括两个方面的内容：一是如何将食物经过一定的烹饪加工，充分发挥其治病、保健作用；二是配入适当的药物，以药膳的形式进行疗疾与保健。我国素有"药食同源"之说，历代医家对于饮食的宜忌、调剂方法亦颇用心，在饮食治病、防病、保健方面积累了许多宝贵的知识和经验。古医籍对此多有论及，散见于众多医家著述中，历代书目著录及现存的食疗文献，是我国食疗学的宝贵财富。

藏象学说与药膳

藏象学说不仅对中医学有重要影响，与中医食疗学也密切相关。藏象学说的主要特点是以五脏为中心的整体观。以脏腑分阴阳，一阴一阳互为表里，脏与腑是一个整体。比如，心与小肠、肺与大肠、脾与胃互为表里。心，其华在面，其充在血脉，开窍于舌；肾，其华在发，其充在骨，开窍于耳；肺，其华在毛，其充在皮，开窍于鼻；脾，其华在唇，其充在肌，开窍于口；肝，其华在爪，其充在筋，开窍于目。某一脏腑出现病变，因其表里相关，比如心出现病变，必然牵连小肠。

藏象学说对药膳食疗十分重要，是药膳配方的重要依据。比如，有人患眼疾，若是肝上的病变，则用补肝明目的药膳，如沙苑子羊肝汤，效果就会很理想。

阴阳五行学说在药膳中的应用

阴阳学说贯穿于中医理论体系的各个方面，其直接指导药膳的应用原则是：调整阴阳，补其不足，泻其有余，恢复人体阴阳的相对平衡。

在中医学中，五行学说主要是以五行的特性来分析研究机体的脏腑、经络等组织器官的五行属性；用五行的相生相克分析脏腑、经络之间和各个生理功能之间的相互关系等。在药膳学中，五行学说则指导着"四季五补"用膳原则。一年四季可分为春、夏、长夏、秋、冬五个时段，五脏配五行，即：春，五脏属肝，配木；夏，五脏属心，配火；长夏，五脏属脾，配土；秋，五脏属肺，配金；冬，五脏属肾，配水。因而药膳的施膳滋补原则是：春需升补，宜补肝；夏需清补，宜补心；长夏需淡补，宜补脾；秋需平补，宜补肺；冬需滋补，宜补肾。

药膳材料的四性五味

药膳养生是依据药材和食材的性、味、功效进行选择、调配、组合，利用药材、食材之偏性来矫正脏腑机能之偏，使体质恢复正常平和。中医将药材和食材分成四性、五味，"四性"即温、热、寒、凉四种不同的性质，也代表人体食用后的身体反应。如食后能减轻体内热毒的食材属寒凉性，食后能减轻或消除寒证的食材属温热性。"五味"为酸、苦、甘、辛、咸五种味道，分别对应人体五脏：酸对应肝、苦对应心、甘对应脾、辛对应肺、咸对应肾。

中药材的"四性"

四性又称"四气"，即温、热、寒、凉。温性和热性药材一般都具有温里散寒的特性，适用于寒性病证。寒性和凉性药材多具有清热解毒的作用，适用于热性病证。

"温"和"热"两性，从属性上讲，都是阳性的。温热性质的药材有抵御寒冷、温中补虚的功效，可以消除或减轻寒证，适合体质偏寒的人食用。典型中药材有黄芪、五味子、当归、首乌、红枣等。

"寒"和"凉"两性，从属性上讲，都是阴性的。寒凉性质的药材有清热、泻火、解暑、解毒的功效，能解除或减轻热证，适合体质偏热，如易口渴、喜冷饮、怕热、小便黄、易便秘的人，如金银花可治热毒疔疮。寒与凉只是程度上的差异，凉次于寒。典型中药材有金银花、石膏、知母、黄连、黄芩、栀子等。

平性的药材介于寒凉性和温热性药材之间，通常具有开胃健脾、强壮补虚的功效，并且容易消化，各种体质的人都适合食用。典型中药材有党参、太子参、灵芝、蜂蜜、莲子、甘草等。

中药材的"五味"

"五味"的本义是指药物的真实滋味，酸、苦、甘、辛、咸是五种最基本的滋味，还有淡味、涩味。由于长期以来中医将涩附于酸、淡附于甘，以合五行配属关系，故习称"五味"。

酸：能收敛固涩、助消化、改善腹泻。多食易伤筋骨，感冒者勿食。典型中药材有乌梅、五倍子、五味子、山楂、山茱萸等。

苦：能清热、降火气、解毒、除烦、通泻大便，还能治疗咳喘、呕恶等。多食易致消化不良、便秘、干咳等，体寒者不宜多食。典型中药材有黄连、白果、杏仁、大黄、枇杷叶、黄芩、厚朴、白芍等。

甘：能滋补、和中、缓急。多食易发胖、伤齿、上腹胀闷、糖尿病患者应少食。典型中药材有人参、甘草、红枣、黄芪等。

辛：能发散风寒、行气活血，治疗风寒表证，如感冒发热、头痛身重。食用过多易耗费体力，损伤津液，从而导致便秘、痔疮等，阴虚火旺者忌用。典型中药材有薄荷、木香、川芎、茴香、紫苏等。

咸：能泻下通便、消肿，还可消除肿瘤、结核等。多食易致血压升高、血液凝滞，心血管疾病、中风患者忌食。典型中药材有芒硝、鳖甲、牡蛎、龙骨等。

食物的"四性"

食物的"四性"也为"寒""热""温""凉"四种。凉性和寒性，温性和热性，在作用上有一定共性,只是在作用大小方面稍有差别。此外,有些食物其食性平和,称为平性。

温热性食物:多具有温补散寒、壮阳暖胃的作用,适宜寒证或阳气不足之人服食。

常见的温热性食物有:生姜、葱白、大蒜、韭菜、南瓜、羊肉、狗肉、荔枝、龙眼等。

寒凉性食物:具有清热泻火、滋阴生津的功效,适宜热证或阳气旺盛者食用。

常见的寒凉性食物有:西瓜、木瓜、梨、甘蔗、荸荠、菱角、绿豆、莲藕、芹菜等。

平性食物:大多具有营养保健作用,适宜日常食用或者大病初愈后的营养补充。

常见的平性食物有:大米、玉米、红薯、黑芝麻、莲子、花生、黄豆、扁豆、猪肉、鸡蛋等。

食物的"五味"

"五味"与"四性"一样,也具有阴阳五行的属性。概括来说,辛甘淡属阳,酸苦咸属阴。《素问·藏气法时论》篇指出:"辛散、酸收、甘缓、苦坚、咸软。"这是对五味作用的最早概括。

辛:能散、能行,即具有发散、行气、活血的作用。多用来治疗表证及气血瘀滞之证。

辛即辣,过多食用辛味食物易伤津液,积热上火。常见的辛味食物有姜、葱、辣椒、芥菜、豆豉、韭菜、酒等。

甘:能补、能缓、能和,即具有补益、和中、缓急止痛、调和药性的作用。多用来治疗虚证、痛症,调和药性和中毒急救。

甘即甜,过量食用甘味食物会导致气滞、血压升高。常见的甘味食物有红糖、白糖、胡萝卜、牛奶、猪肉、牛肉、燕窝等。

酸:能收、能涩,即具有收敛、固涩的作用,多用于治疗虚汗、泄泻、肺虚久咳、遗精滑精、遗尿尿频、崩漏带下等。

酸味食物容易敛邪,如感冒出汗、咳嗽初起、急性肠炎、泄泻,应当慎食。常见的酸味食物有醋、西红柿、橄榄、山楂等。

苦:能泄、能燥、能坚。"能泄"的含义有三:一指苦能通泄,二指苦能降泄,三指苦能清泄。"能燥"指苦燥。"能坚"的含义有二:一指苦能坚阴,即泻火存阴,二指坚厚肠胃。有泻火解毒和化湿的作用,多用于热证、火证,以及喘咳、呕恶、便秘、湿疹、阴虚火旺等。

过量食用苦味食物易引起腹泻,脾胃虚弱者宜审慎食用。常见的苦味食物有苦瓜、茶叶、百合、白果、猪肝等。

咸:具有软坚散结、泻下通便的作用,多用于治疗大便秘结、瘰疬痰核、肿瘤包块等。

过量食用咸味食物会导致血行不畅。盐、猪心、猪腰、紫菜、海带等都属于咸味食物。

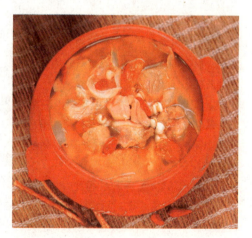

药膳的分类

我们日常摄入的主要是植物类食物和动物类食物，且需经过加工处理。由于人们的饮食习惯与喜好不同，食材经过不同的配制和加工，可制成形态、风格、营养价值不同、花色繁多的加工品。药膳的传统制作是以中医辨证理论为指导，将药物与食物相配伍，经过加工，制成色、香、味、形俱佳的具有保健和治疗作用的特殊食品。纵观我国古代医籍文献中的分类方法，再结合现代药膳加工、烹调技术引入药膳后所产生的影响，按药膳的食品形态、制作方法和功效进行如下分类。

按药膳的食品形态分类

流体类： ①汁类：由含有丰富汁液的植物果实、茎、叶和块根，经捣烂、压榨后得到的汁液，制作时常用鲜品。②饮类：将药物和食物经粉碎加工制成粗末，以沸水冲泡即可。制作特点是不用煎煮，省时方便，还可加入茶叶一起冲泡，制成茶饮。③汤类：将药物和食物经过一定的炮制加工后放入锅内，加清水用文火煎煮，取汁而成，这是药膳应用中最广泛的一种剂型。食用汤液多是一煎而成，所用的食料亦可食用。④酒类：将药膳原料加入一定量的白酒，经过一定时间的浸泡而成。⑤羹类：以肉、蛋、奶或海产品等为主要原料，加入药材后制成的较为稠厚的汤液。

半流体类： ①膏滋：亦称"膏滋"。将药物和食物加水一同煎煮，去渣，浓缩后加糖或炼蜜制成的半流体状的稠膏。具有滋补、润燥之功，适合久病体虚、病后调养、养生保健者长期调制服用。②粥类：是以大米、小米、大麦、小麦等富含淀粉的粮食，加入一些具有保健和治疗作用的食物或药物，再加入水一同熬煮成的半流体食品。中医历来就有"糜粥自养"之说，故粥尤其适合年老体弱、病后、产后等脾胃虚弱之人。③糊类：由富含淀粉的食料细粉，再配以可药食两用的药材，经炒、炙、蒸、煮等处理，水解加工后制成干燥品，内含糊精和糖类成分较多，用开水冲调成糊状即可食用。

固体类： ①饭食类：是以粳米、糯米、小麦面粉等为基本材料，加入具有补益作用且性味平和的药物制成的米面类食品，分为米饭、糕、卷、饼等种类。②糖果类：以糖为原料，加入药粉或药汁，兑水熬制成固态或半固态的食品。③粉散类：是将中药细粉加入米粉或面粉之中，用温水冲开即可食用。

按药膳的制作方法分类

炖类： 此类药膳是将药物和食物同时下锅，加适量水后置于武火上，烧沸去浮沫，再置文火上炖烂而成。

焖类： 此类药膳是将药物和食物同时放入锅内，加适量的调味品和汤汁，盖紧锅盖，用文火焖熟而成。

煨类： 此类药膳是将药物与食物置于文火上或尚有余热的柴草灰内，煨制而成。

蒸类： 此类药膳是将药膳原料和调料拌好，装入碗中，置蒸笼内，用蒸气蒸熟。

煮类： 此类药膳是将药物与食物放在锅内，加入水和调料，置武火上烧沸，再用文火煮熟。

熬类： 此类药膳是将药物与食物倒入锅内，加入水和调料，置武火上烧沸，再用文火烧至汁稠、味浓、物熟烂而成。

炒类： 此类药膳先用武火将油锅烧热，再下油，然后下药膳原料炒熟而成。

熘类：这一制作方法与炒相似，主要区别是需放淀粉勾芡。

卤类：此类药膳是将原料加工后，放入卤汁中，用中火逐步加热烹制，使食料中渗入卤汁而制成。

烧类：此类药膳是将食料经煸、煎等方法处理后，再调味、调色，然后加入药物汤汁，用武火烧滚，文火焖至汁液稠浓而成。

炸类：此类药膳是将药膳原料放入油锅中炸熟而成。

按药膳的功效分类

养生保健类：①补益气血药膳：适用于体质素虚或病后气血亏虚之人，如十全大补汤、八珍糕等。②调补阴阳药膳：适用于机体阴阳失衡之人，如具有补阴作用的桑葚膏、具有补阳作用的冬虫夏草鸭等。③调理五脏药膳：适用于心肝脾肺肾五脏虚弱、功能低下之人，用酸、苦、甘、辛、咸来补养五脏，如健脾膏、补肾膏等。④益智药膳：适用于各种原因导致的记忆力减退，如酸枣仁粥、柏子仁炖猪心等。⑤明目药膳：适用于视力下降、视物昏花之人，如黄连羊肝丸、决明子鸡肝汤等。⑥聪耳药膳：适用于老年耳聋、耳鸣，以及各种原因导致的听力减退，如磁石粥、清肝聪耳李实脯等。⑦延年益寿药膳：适用于注重平素调养、强身健体、养生防病之人，如清宫寿桃丸、茯苓夹饼等。

美容美发类：①增白祛斑药膳：适用于皮肤上有黑点、黑斑、色素沉着之人，如白芷茯苓粥、珍珠拌平菇等。②润肤美颜药膳：适用于皮肤老化、松弛，面色无华之人，具有美容抗衰功效，如沙苑甲鱼汤、笋烧海参等。③减肥瘦身药膳：适用于肥胖之人，如荷叶减肥茶、参芪鸡丝冬瓜汤等。④乌发生发药膳：适用于脱发、白发及头发稀少之人，如黑芝麻山药米糕、乌发蜜膏等。⑤固齿药膳：适用于老年体虚、牙齿松动、掉牙之人，如滋肾固齿八宝鸭、金髓煎等。

祛邪治病类：①解表药膳：具有发汗、解肌、透邪的功效，适用于感冒及外感病初期，如葱豉汤、香薷饮等。②清热药膳：具有清热解毒、生津止渴的功效，适用于机体热毒内蕴或余热未清之证，如白虎汤、清暑益气汤等。③祛寒药膳：具有温阳散寒的功效，适用于机体外寒入侵或虚寒内生之证，如当归生姜羊肉汤、五加皮酒等。④消导药膳：具有健脾开胃、消食化积的功效，适用于消化不良、食积内停、腹胀等，如山楂糕、五香槟榔等。⑤通便药膳：具有润肠通便的功效，适用于大便干燥之症，如麻仁润肠丸、蜂蜜香油汤等。⑥利水药膳：具有利水祛湿、通利小便的功效，适用于尿少水肿、小便不利等症，如赤小豆鲤鱼汤、茯苓包子等。⑦活血药膳：具有活血化瘀、消肿止痛之功，适用于瘀血内停、跌打损伤等，如益母草膏、当归鸡等。⑧理气药膳：具有行气、理气、止痛功效，适用于肝气郁结、胀痛不舒、气滞血瘀等，如陈皮饮、佛手酒等。⑨祛痰药膳：具有祛痰止咳之功，适用于咳嗽痰多、喉中痰鸣等症，如梨膏糖、栝楼饼等。⑩止咳药膳：具有宣肺止咳之功，适用于咳嗽等症。

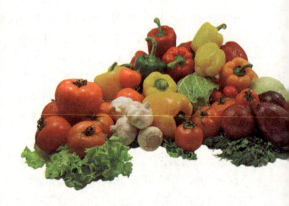

药膳的食用须知

在食用药膳时需要知道:首先,在理念上,药膳讲究的是"辨体施食,对症下药"。虽然药膳有很多优点,但毕竟只有一定的治疗作用,也就是现在常说的"功能食品",要讲究"对症下药"。其次,食用药膳时还应科学忌口。俗话说"吃药不忌嘴,跑断医生腿",这充分说明了忌口的重要性,不少中医文献中也都有关于忌口的记载。目前民间的忌口方式太过于盲目,所以我们需要了解如何科学忌口。

食用药膳宜合理饮食

人的体质因为遗传、生活环境、饮食、生活习惯等因素的不同而有所不同,不同的体质在生理、病理上也会有不同的表现。随着中医养生风潮的兴起,越来越多的人已经懂得"正确吃法"的重要性,也开始懂得从饮食方面来改善体质,从而达到养生的目的。

《素问·生气通天论》云"谨和五味,骨正筋柔,气血以流,腠理以密,如是则骨气以精。谨道如法,长有天命",说明了五味合理搭配的重要性。

粗细搭配: 粗粮和细粮搭配食用,既能提高食物蛋白质的生理利用率,又可增进食欲。经常进食少量粗粮,还能提高消化系统的功能。

干稀搭配: 单吃过干食品,如米、馍,或单喝稀汤,都不符合营养要求,应该干稀搭配,这样才可使蛋白质得到互补。

荤素搭配: 素食主要指粗粮、蔬菜等植物类食品,荤食主要指动物类食品。荤素搭配并且以素为主,可获得丰富的维生素、无机盐,并能提高蛋白质的生理利用率,保证人体对各种营养物质摄入的需要。从现代科学的观点来看,单纯吃素对人体并无益处。僧侣们大都长寿并非全部得益于素食,而是与其他因素,如环境、生活规律等有关。

此外,中医还反对暴饮暴食,提倡少食多餐。比如,药王孙思邈就在其著作中提倡饮食清淡,不暴饮暴食,每餐不宜吃得过饱。

常见食物的保健功效:

(1)聪耳:莲子、山药、荸荠、蜂蜜。

(2)明目:猪肝、羊肝、青鱼、枸杞子、蚌。

(3)生发:白芝麻、韭菜子、核桃仁。

(4)乌须发:黑芝麻、核桃仁、大麦。

(5)益智:五味子、核桃仁、荔枝、龙眼、红枣、百合、山药、粳米。

(6)强筋骨:栗子、酸枣、鳝鱼、牛膝、杜仲。

(7)提神解乏:茶叶、荞麦、核桃仁。

(8)补肾壮阳:韭菜、花椒、狗肉、羊肉、鹿肉、海参、鳗鱼。

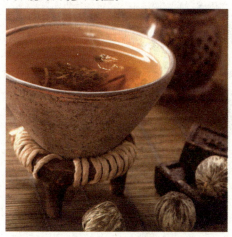

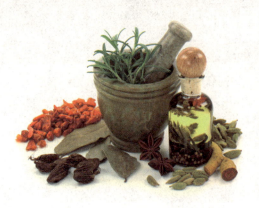

（9）轻身利尿：荷叶、荷梗、燕麦、高粱根、冬瓜皮、茯苓、泽泻、玉米须。

（10）助消化：山楂、萝卜、胡椒、葱、姜、蒜。

（11）安神：酸枣仁、莲子、百合、龙眼、牡蛎肉。

食用药膳需科学忌口

（1）认识"发物"：患病需要忌口，如感冒应以清淡饮食为主，肝病忌食油炸食品和酒等。但忌口也要讲究科学，不能忌得太过，否则反而会影响病体康复。如慢性肾病患者，需以低蛋白、清淡饮食为主，不能大补，但并不是意味着什么肉都不能吃，有些人因为忌口太过，导致营养不良，反而给治疗和康复带来很大障碍。民间说法中的"发物"，多指泥鳅、虾、蟹、海参、羊肉、牛肉、香椿等富含高蛋白质和高营养的食物。凡患病就要忌食一切"发物"，否则会引起疾病复发或加重疾病的观点是没有科学根据的。营养学家认为，这些"发物"甚至可以刺激机体产生反应，唤醒机体免疫力，促进生理功能的恢复和提高。如泥鳅富含蛋白质、脂肪、钙、铁及多种维生素，是保肝护肝佳品，急、慢性肝炎患者应多食用；香椿有涩肠、止血、燥湿、固精等功效，故适用于便血、痔疮、肠炎、痢疾、妇女赤白带下、男子遗精等疾病。

（2）服药后忌口：服药后不忌口可能会降低药物功效。如患者正在服用健脾和胃、温中益气的中药，却又摄入一些凉性滑肠的食物，就削弱了药物的作用，起不到预期的进补和治疗效果。服药后还要注意食物与药物的相克关系，做到正确忌口或正确进补，如服用含有荆芥的汤剂后应忌鱼、蟹，服用含有白术的汤剂后要忌桃、李、大蒜，服用含有土茯苓的汤剂后忌蜂蜜等。

（3）辨证施食：中医讲究"辨证施治"，药膳也要依据这一理论"辨证施食"，即根据患者的病情、病性决定忌口，可结合食物的性味、疾病情况及天时气候、地理环境、生活习惯等诸多因素辨证选择。总结起来，忌口的原则有四点："因病忌口""因药忌口""因时忌口"和"因体型忌口"。

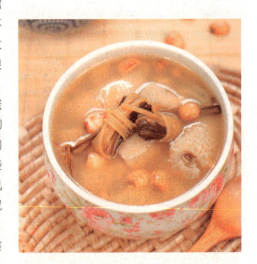

中药材的使用须知

药膳所用中药材大部分取自野生植物，小部分取自野生动物，极少部分取自矿物质，在制作药膳前对中药材有一个大致的了解能帮助我们更好地使用中药材。这里我们从中药材的来源和命名、中药材炮制的目的和意义、中药材的配伍禁忌、中药材的妊娠禁忌和服药禁忌，以及中药材的用量和用法五个方面来介绍相关的知识。值得注意的是，在制作药膳时，需严格遵守中药材的配伍禁忌（十八反、十九畏）来进行搭配。

中药材的来源和命名

随着社会的进步和医药事业发展的需要，人们对药用植物的栽培及动物的饲养能力越来越强，药物来源也越来越丰富了。

药膳用野生植物有： 甘草、麻黄、桔梗、柴胡等。

药膳用栽培植物有： 人参、党参、川芎、山药、当归、菊花、天麻等。

药膳用野生动物有： 猴枣、九香虫等。

药膳用饲养动物有： 麝香、牛黄、鸡内金、蜂蜜、鹿茸、全蝎、珍珠等。

中药材命名方法多种多样。有的按产地命名，如川贝，产于四川；有的按药物形态命名，如人参，其形态像人形，牛膝，长得像牛的膝关节；有的按药物的颜色命名，如红花、黑豆等；有的按药物的气味命名，如麝香、五味子等；有的按药物的生长特点命名，如冬虫夏草、月季花等；有的按用药部位命名，如葛根，因药用其根；荷叶、桑叶，因药用其叶；有的按药物的功效命名，如何首乌，因其能令人头发乌黑。

中药材炮制的目的和意义

中药材炮制有以下作用：

（1）保持药材清洁纯净。除去泥沙、杂质、瘀血、毛桩和非药用部分。如杏仁去皮、麻黄分开根茎等。

（2）矫正药材的不良气味，消除腥味或减轻臭味。如椿白皮用麸麦炒，可以除去臭味。

（3）提高药物疗效，增强补益和治疗作用。

（4）降低或消除药物的毒性或副作用。

（5）转变药性，保持特定功效。如生半夏用生姜汁制过，不致刺激喉咙，使人中毒；巴豆去油，可降低毒性；何首乌制后，不致泻下；生地黄清热凉血，酒蒸成为熟地黄，就变为性温而补血；常山用醋制可加强催吐作用，用酒制可减弱催吐作用。

（6）便于制剂、服用和保存。如切片或碾碎，用泡、炒各法；牡蛎、鳖甲等矿物、介壳药，用醋处理后质地变松脆，既便于粉碎和减少煎煮时间，也有助于煎出有效成分。

中药材的配伍禁忌

目前，中医学界共同认可的中药配伍禁忌为"十八反"和"十九畏"。

十八反

本草明言十八反，半蒌贝蔹及攻乌，藻戟遂芫俱战草，诸参辛芍叛藜芦。

其意思即乌头反贝母、栝楼、半夏、白蔹、白及，甘草反甘遂、大戟、海藻、芫花，藜芦反人参、沙参、丹参、玄参、苦参、细辛。

十九畏

硫黄原是火中精，朴硝一见便相争，
水银莫与砒霜见，狼毒最怕密陀僧，

巴豆性烈最为上，偏与牵牛不顺情，
丁香莫与郁金见，牙硝难合京三棱，
川乌草乌不顺犀，人参最怕五灵脂，
官桂善能调冷气，若逢石脂便相欺，
大凡修合看顺逆，炮燣炙煿莫依。

其意思即硫黄畏朴硝，水银畏砒霜，狼毒畏密陀僧，巴豆畏牵牛，丁香畏郁金，牙硝畏三棱，川乌、草乌畏犀角，人参畏五灵脂，官桂畏石脂。

中药材的妊娠禁忌和服药禁忌

妊娠用药禁忌：妊娠禁忌药是指妊娠期，除中断妊娠或引产外，须禁用或慎用的药物。根据临床实践，妊娠禁忌药分为"禁用药"和"慎用药"两大类。禁用药多属剧毒药或药性峻猛的药，及堕胎作用较强的药；慎用药主要是大辛大热药、破血活血药、破气行气药、攻下滑利药及温里药中的部分药。

禁用药：水银、砒霜、雄黄、轻粉、甘遂、大戟、芫花、牵牛子、商陆、马钱子、蟾蜍、川乌、草乌、藜芦、胆矾、瓜蒂、巴豆等。

慎用药：桃仁、红花、牛膝、川芎、姜黄、大黄、番泻叶、牡丹皮、枳实、芦荟、芒硝等。

服药时的饮食禁忌：饮食禁忌简称食忌，也就是通常所说的忌口。在古代文献中有常山忌葱，地黄、首乌忌葱、蒜、萝卜，薄荷忌甲鱼肉，茯苓忌醋等记载，表明服用某些药时不可同吃某些食物。另外，由于疾病的关系，在服药期间，凡属生冷、黏腻、腥臭等不易消化及有特殊刺激性的食物，都应根据需要予以忌口。

中药材的用量和用法

服用中药的时间是有讲究的，特殊病症同时服用中药和西药，更需要注意服用中药和西药的时间间隔。对大多数药物来说，如果医生无特别嘱咐，一般在饭后2小时左右服用，通常一天口服2次。

中药与西药：服用间隔1～2小时为好，因西药容易同中药里的鞣质发生化学反应失去药效。

散寒解表药：应趁热温服，服后可喝少量热粥，以助药力，然后上床休息，盖上被子，捂至全身微微出汗为宜。

清热解表药：宜放至稍温凉后服用。

温阳补益药：宜于清晨至午前服用，"使人阳气易达故也"。

驱虫药：应在睡前空腹服用，不宜在饭后服用。

安神药：应在晚上睡前服用，不宜白天服用。

口服是临床使用中药的主要途径。服用方法是否得当，对药物疗效也有一定影响。

汤剂：宜温服，寒证用热药宜热服，热证用寒药宜冷服，此即《黄帝内经》所谓"治热以寒，温而行之；治寒以热，凉而行之"的服药方法。

丸剂：颗粒较小者，可直接用温开水送服；大蜜丸者，可分成小粒吞服；水丸质硬者，可用开水溶化后服。

散剂、粉剂：可用蜂蜜加以调和送服，或装入胶囊中吞服，避免直接吞服，刺激咽喉。

膏剂：宜用开水冲服，避免直接倒入口中吞咽导致黏喉引起恶心、呕吐。

冲剂、糖浆剂：冲剂宜用开水冲服，糖浆剂可用少量开水冲服，也可直接吞服。

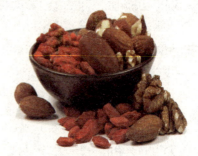

正确煎煮中药

明朝医学家李时珍曾指出:"凡服汤药,虽品物专精,修治如法,而煎煮药者,鲁莽造次,水火失良,火候失度,则药亦无功。"可见,只有正确煎煮中药,才能真正发挥药效。正确煎煮中药,需要注意以下几个方面,包括煎煮中药的用具、用水、火候、时长及方法。中药材的煎煮方法很重要,一般药物可以同时煎,部分药物需做特殊处理,有的需要先煎,有的需要后下,有的需要包煎,还有一些需要在煎煮前烊化等。

煎煮中药的用具

煎药用具一般以瓦罐、砂锅为好,搪瓷器皿或铝制品也可,忌用铁器,因有些药物与铜、铁加热之后会起化学反应。煎药用具的容量应大些,以利于搅动药物,避免药液外溢。

煎煮中药的用水

一般情况下,煎煮中药需使用洁净的冷水,自来水、井水、蒸馏水亦可。根据药物的特点和疾病的性质,也有用酒煎煮或水酒合煎的。用水量可视药量、药物质地及煎药时长而定,一般以漫过药面3~5厘米为宜。通常,每剂药煎煮2次,有的煎煮3次,第一煎水量可多一些,第二、三煎水量则略少。每次煎得量为100~150毫升。

煎煮中药的火候

煎煮一般药宜先大火后小火。同一药物因煎煮时间不同,其性能与临床应用也存在差异。煎煮解表药及芳香药、泻下药时,时间宜短,火宜急,水量宜少。煎煮补益药时,火宜慢,煎煮时间宜长,水量宜多。有效成分不易煎出的矿物类、骨角类、贝壳类、甲壳类药,宜用小火久煎。如不慎将药煎煮焦枯,则应丢弃不用,以免产生不良后果。

煎煮中药的时长

一般来讲,解表药用快煎,头煎10~15分钟,二煎10分钟;滋补药用慢煎,头煎30~40分钟,二煎25~30分钟;一般药物一煎20~25分钟,二煎15~20分钟;先煎药先煎10~30分钟,后下药在最后5~10分钟入锅。

煎煮中药的方法

中药材的煎煮方法很重要,一般药物可以同时煎,但部分药物需做特殊处理。

先煎: 制川乌、制附片等药材,应先煎半小时,再入其他药同煎。生用时煎煮时间应加长,以确保用药安全。川乌、附子等药材,无论生用还是制用,久煎会降低其毒性,故应先煎。矿物、贝壳类药,因其有效成分不易煎出,应先煎30分钟左右,再入其他药同煎。

后下: 薄荷、白豆蔻、大黄等药材,因其有效成分煎煮时易挥发或分解,宜待其他药材煎煮将成再投入,煎沸几分钟即可。

包煎: 车前子、葶苈子等较细的药材,由于其所含的淀粉、黏液质较多,需要包煎。辛夷、旋覆花等有毛的药材,在煎煮时需要用纱布包裹好后再入水。

另煎: 人参、西洋参等贵重药材宜另煎,以免煎出的有效成分被其他药渣吸附,造成浪费。

烊化: 阿胶、龟胶等胶类药,因其黏性大,煎煮时易熬焦,宜先烊化,再与其他药汁兑服。

冲服: 芒硝等入水即化的药材及竹沥等汁液性药材,宜用煎好的其他药液或开水冲服。

泡服: 用开水直接冲泡,如菊花、胖大海等。

食材的使用须知

虽然食物有食疗作用，但若使用不当，也可能引发病症或加重病情。在使用药膳进行食疗的过程中，一定要掌握食材的食用禁忌知识，才能安全有效地避开误区，让养生更具科学性和安全性。同时，食材与药材的搭配都是前人在日常生活中总结出来的经验，更加值得我们重视。只有了解了食材的食用禁忌、药材与食材的配伍禁忌，并在烹调药膳时加以注意，才能更好地规避问题，做到科学养生。

食材的食用禁忌

1.不适合某类人吃的食物

白萝卜：身体虚弱的人不宜吃。

茶：失眠、偏瘦的人尽量少喝。

薏苡仁：孕妇不适合。

杏仁：小孩、孕妇不可多吃。

西瓜：胃弱的人不适合。

桃子：产后腹痛、经闭、便秘的人忌食。

绿豆：脾胃虚寒的人不宜食。

枇杷：脾胃寒的人不宜食。

香蕉：胃溃疡的人不能吃。

2.不宜搭配在一起的食物

牛奶和菠菜一起吃会中毒。

柿子和螃蟹一起吃会腹泻。

蜂蜜与葱、蒜、豆花、鲜鱼、酒一起吃会导致腹泻或中毒。

李子和白蜜一起吃会破坏五脏的机能。

芥菜和兔肉一起吃会引发疾病。

3.不宜多吃的食物

多吃木瓜会损筋骨，使腰部没有力气。

吃太多杏仁会引起宿疾，使人目盲发落。

多吃醋会伤筋骨、损牙齿。

多吃乌梅会损牙齿、伤筋骨。

多食生枣，令人热渴气胀。

多吃李子，会使人虚弱。

多吃黄瓜，容易引起腹痛、腹泻。

吃太多糖，会生蛀牙，使人情绪不稳定。

吃太多菱角，伤人肺腑、损阳气。

吃太多肉类，会导致心脏病等。

食材与药材的搭配禁忌

猪肉：不能和乌梅、桔梗、黄连、苍术、荞麦、鸽肉、黄豆、鲫鱼同食。猪肉与苍术同食，令人动风；猪肉与荞麦同食，令人毛发落，患风病；猪肉与鸽肉、鲫鱼同食，令人滞气。

猪心：不能与吴茱萸同食。

猪血：不能与地黄、何首乌、黄豆同食。

猪肝：不能与荞麦、豆酱、鱼肉同食。猪肝与荞麦、豆酱同食，令人发痼疾；猪肝与鱼肉同食，令人伤神。

鸭蛋：不能与李子、桑葚同食。

羊肉：不能与半夏、菖蒲、铜、朱砂、醋同食。

鲫鱼：不能与厚朴、麦门冬、芥菜、猪肝同食。

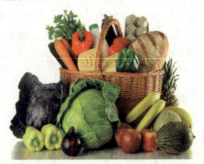

第二章

调养五脏食疗方
——五脏安和百病消

养心安神食疗方

中医理论中，心为神之居、血之主、脉之宗，在五行属火，配合其他所有脏腑功能活动，起着主宰生命的作用。养护心脏，日常饮食要"两多、三少"，即多吃杂粮、粗粮，多食新鲜蔬菜、大豆制品；少吃高脂肪、高胆固醇食品，少饮酒，少吃盐。此外，还可选择对心脏有益的药材和食物，如莲子、苦参、当归、芡实、五味子、龙眼、苦瓜、猪心等。

莲子茯神猪心汤

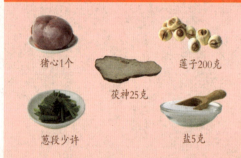

猪心1个　莲子200克　茯神25克　葱段少许　盐5克

【制作过程】❶猪心入开水氽烫去血水，捞出，放入清水中洗干净。❷莲子、茯神洗净后入锅，加4碗水熬汤，以大火煮开后转小火煮30分钟。❸猪心切片，放入锅中，煮至熟；再加葱段、盐稍煮片刻即可食用。

【功能效用】本品具有补血养心、安神助眠的功效，对改善心悸、失眠多梦等症有很好的疗效。

北沙参保健茶

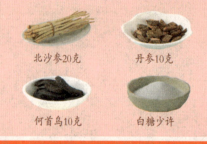

北沙参20克　丹参10克　何首乌10克　白糖少许

【制作过程】❶将北沙参、丹参、何首乌洗净放入砂锅，加水1000毫升。❷煎沸15分钟，取汁倒入茶杯。❸加少许白糖，搅匀待温即可。每日1剂，分2次饮服。

【功能效用】北沙参有清肺养阴、益胃生津的作用，常用于治疗肺热阴虚引起的燥咳。这道茶饮具有益气生津、滋阴凉血、养心安神的功效。

五味子养心安神茶

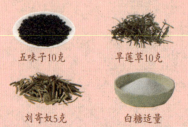

五味子10克　旱莲草10克　刘寄奴5克　白糖适量

【制作过程】❶五味子、旱莲草、刘寄奴洗净备用。❷将所有药材放入杯中，加入沸水后盖上杯盖。❸焖15分钟，加入白糖调匀即可饮用。

【功能效用】本品具有养心安神、破瘀散结的功效，主要用于心血瘀滞、心神不宁、胸常隐痛或刺痛者。

莲子菠萝羹

菠萝1个

莲子100克　　白糖25克

【制作过程】❶锅置火上,加清水150克,放入白糖烧开。❷莲子泡发洗净,入糖水锅内煮5分钟;放凉后捞出莲子,糖水入冰箱冰镇。❸菠萝去皮洗净切成小丁,与莲子一同装入小碗内,浇上冰镇糖水即可食用。

【功能效用】本品具有涩精止遗、养心安神、益气和胃、解渴生津等功效,能治疗滑精、早泄、失眠等症。

五味子炖猪肝

猪肝180克　五味子15克　红枣2颗

姜适量　　盐1克　　鸡精适量

【制作过程】❶猪肝洗净切片;五味子、红枣洗净;姜洗净,去皮切片。❷锅中注水烧沸,入猪肝汆去血沫。❸炖盅装水,放入猪肝、五味子、红枣、姜片炖3小时,调入盐、鸡精后即可食用。

【功能效用】此汤有养血安神的功效,对改善心血亏虚引起的失眠多梦、头晕目眩等有很好的作用。

核桃仁当归瘦肉汤

猪瘦肉500克　当归30克　核桃仁15克

姜少许　　葱少许　　盐6克

【制作过程】❶猪瘦肉洗净,切块;核桃仁洗净;当归洗净,切片;姜洗净,去皮切片;葱洗净,切段。❷猪瘦肉入水汆去血水后捞出。❸将猪瘦肉、核桃仁、当归放入炖盅,加入清水;大火慢炖1小时后,调入盐,转为小火炖熟即可食用。

【功能效用】此汤能养血安神、补血活血、润肠通便,对血虚引起的便秘有效。

莲子芡实炖猪心

莲子50克　芡实50克　猪心350克

 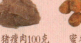
猪瘦肉100克　蜜枣20克　盐适量

【制作过程】❶将莲子、芡实、猪瘦肉、蜜枣洗净。❷将猪心切开,洗净空腔里的残留瘀血,入锅中汆烫。❸将2000毫升清水放入砂煲内,煮沸后放入以上原料;武火再开后,改文火煲3小时,依据个人口味加盐调味即可。

【功能效用】此汤有安神定惊、养心补血的功效,有镇静和强心的作用。

第二章　调养五脏食疗方　15

党参当归鸡汤

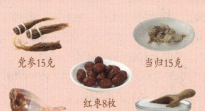

 党参15克　 当归15克
 红枣8枚
 鸡腿1只　 盐2小匙

【制作过程】❶鸡腿剁块,放入沸水中汆烫,捞起冲净。❷鸡肉、党参、当归、红枣一起入锅,加7碗水以大火煮开;转小火续煮30分钟。❸起锅前加盐调味即可。

【功能效用】党参、当归配伍可补气养血,促进红细胞生成,增强机体的造血功能。红枣可补中益气、养血补虚。本品具有补血活血的功用,可改善贫血症状。

肉桂茴香炖雀肉

 麻雀3只　 肉桂10克　 胡椒10克
 小茴香20克　 杏仁15克　 盐少许

【制作过程】❶麻雀去毛、内脏、脚爪,洗净;肉桂、小茴香、胡椒、杏仁洗净备用。❷将麻雀放入砂煲中,加适量水煮开,再加入肉桂、杏仁,小火炖2小时。❸加入小茴香、胡椒,焖煮10分钟,依据个人口味加盐调味即可。

【功能效用】本品能补肾壮阳、益精固涩、暖宫散寒,对男女不育不孕均有效。

附子生姜炖狗肉

熟附子10克　生姜100克　狗肉500克　盐适量
料酒适量　八角适量　葱花适量　花生油适量

【制作过程】❶将狗肉洗净,切块;生姜洗净切片,备用。❷锅中加水,煨炖狗肉,煮沸后加入生姜片、熟附子;再加入花生油、料酒、八角、葱花、生姜。❸炖2小时左右,狗肉熟烂后加入盐调味即可。

【功能效用】本品能散寒除湿、温经止痛,可治风寒湿痹诸症,如肩周炎、风湿性关节炎等。

灵芝红枣兔肉汤

 红枣10颗　 灵芝6克
兔肉250克　盐适量

【制作过程】❶将红枣浸软,去核,洗净;灵芝洗净,用清水浸泡2小时,取出切小块。❷将兔肉洗净,汆水,切小块。❸将除盐外的全部材料放入砂煲内,加适量清水,武火煮沸后,改文火煲2小时,再加盐调味即可。

【功能效用】本汤具有滋阴养血、补肝益肾、养心安神等功效,可有效改善心悸失眠、五心烦热、气血亏虚等症状。

苦瓜牛蛙汤

 车前草15克
 蒲公英15克
 苦瓜200克
牛蛙175克　生姜6克　 盐适量

【制作过程】❶苦瓜去籽洗净切厚片，用盐水稍泡；车前草、蒲公英洗净，备用。❷牛蛙洗净斩块，氽水备用。❸净锅上火，倒入清汤，调入盐、姜片烧开，下入牛蛙、苦瓜、车前草、蒲公英，煲至熟即可。

【功能效用】本品能泻火解毒、清热利尿，对心火下移小肠引起的尿路感染、前列腺炎均有疗效。

猪肚五味子白术粥

 猪肚500克
 粳米150克
 五味子30克
白术30克　生姜6克　盐适量

【制作过程】❶猪肚处理干净，切小块，氽水备用。❷粳米洗净入锅，加水熬煮。❸五成熟时加入五味子、白术、猪肚、生姜，煮熟后加盐调味即可。

【功能效用】五味子养心安神，粳米益气补虚，二者合用，对气虚所致自汗盗汗、面色萎黄、食欲不振、腹泻等均有疗效。此粥能补气、健脾、敛汗。

桂圆莲芡粥

 桂圆肉适量
 莲子适量
 芡实适量
 大米100克
 盐2克
 葱少许

【制作过程】❶大米洗净；芡实、桂圆肉洗净；莲子洗净，挑去莲心；葱洗净，切圈。❷锅置火上，注水后，放入大米、芡实、莲子，用大火煮至米粒开花。❸放入桂圆肉，改小火煮；至粥成闻及香味时，放入盐调味，撒上葱花即可。

【功能效用】此粥具有养心安神、补肾健脾、缩尿止遗的功效。

桂圆红枣莲子羹

 桂圆100克
 枸杞子10克
 莲子80克
红枣5克　　白糖5克

【制作过程】❶将莲子、枸杞子洗净，红枣去核。❷锅内放入适量清水，将除白糖外的所有材料放入锅中，上火煲煮。❸煲好后加入白糖即可。

【功能效用】本品富含多种氨基酸及维生素P，既能补气血、养心安神，又能保护血管、防止血管硬化。

人参滋补汤

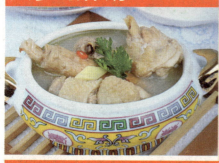

【材料准备】人参9克,山鸡250克,盐5克,姜片2克,枸杞子25克。

【制作过程】❶将山鸡洗净,斩成大小合适的块,氽水。❷人参、枸杞子洗净备用。❸汤锅上火,加水适量,下山鸡、人参、枸杞子、姜片,加入盐调味,煲至熟即可。

【功能效用】此汤可养心益肾、温中健脾、益气养血、补肾益精、增强免疫力,对体虚欲脱、久病虚羸、心源性休克有食疗作用。

鲜人参乳鸽汤

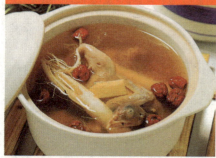

【材料准备】鲜人参9克,乳鸽1只,红枣15克,姜5克,盐3克,味精2克。

【制作过程】❶乳鸽收拾干净;人参洗净;红枣洗净,泡发去核;姜洗净,切片。❷乳鸽入沸水氽去血水后捞出。❸将乳鸽、人参、红枣、姜片一起放入砂煲中,加水适量,以大火炖煮35分钟,再加盐、味精调味即可。

【功能效用】此汤可补气养血、生血健体、补益心脾,对贫血、冠心病、宫寒不孕有食疗作用。

当归党参红枣鸡汤

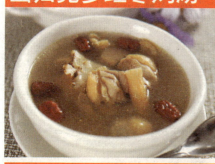

【材料准备】党参15克,当归12克,红枣8枚,鸡腿1只,盐2克。

【制作过程】❶将鸡腿洗净剁块,放入沸水中氽烫,捞起冲净;党参、当归、红枣洗净备用。❷鸡腿、党参、当归、红枣一起入锅,加7碗水以大火煮开;转小火续煮30分钟,加盐调味即可。

【功能效用】此汤可补血健脾、益气补虚、调经止痛,对月经不调、血虚头痛、脾肺虚弱、气短心悸、食少便溏、内热消渴等有食疗作用。

当归桂圆猪腰汤

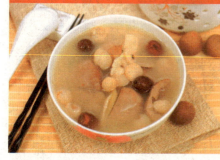

【材料准备】猪腰150克,桂圆肉30克,当归10克,姜片适量,盐1克,红枣4颗。

【制作过程】❶将猪腰洗净,切开,除去白色筋膜;当归、桂圆肉、红枣洗净。❷锅中注水烧沸,入猪腰飞水去除血沫,捞出切块。❸将适量清水放入砂煲内,大火烧滚后加入所有食材;再改小火煲2小时,加盐调味即可。

【功能效用】此汤可养血安神、益气补血,对失眠心悸、肾阴虚、遗精、盗汗等有食疗作用。

葡萄干红枣汤

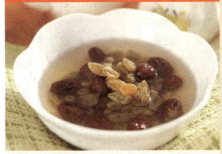

【材料准备】红枣15克,葡萄干30克,白糖适量。

【制作过程】❶葡萄干洗净,备用。❷红枣去核,洗净。❸锅中加适量的水,大火煮沸,放入红枣煮10分钟,再下葡萄干煮至枣烂,加入白糖即可。

【功能效用】此汤可补血养心、安胎定神,对血虚引起的胎动不安、贫血、面色苍白、神疲乏力、少气懒言、舌淡苔白有食疗作用。

红枣枸杞子鸡汤

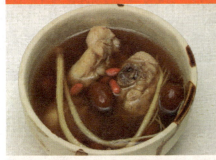

【材料准备】红枣30克,枸杞子20克,党参3根,鸡肉300克,姜、葱、香油、盐、胡椒粉、料酒各适量。

【制作过程】❶鸡肉汆去血水,剁成块;红枣、枸杞子、党参洗净;姜切片;葱切段。❷将鸡肉、红枣、枸杞子、党参入锅,加入姜、葱、料酒,大火煮约10分钟。❸转小火炖熟,撒上盐、胡椒粉,淋上香油即可。

【功能效用】此汤可补血养颜、补虚和胃,对胃虚食少、气血不足、心悸怔忡等有食疗功效。

花生山药粥

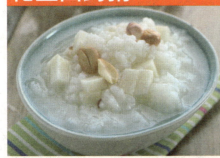

【材料准备】花生仁60克,山药50克,粳米150克,冰糖适量。

【制作过程】❶将花生仁洗净,捣碎;山药去皮,洗净,切成小块备用;粳米淘洗干净,浸泡半小时。❷锅中注入适量清水后置于火上,放入准备好的粳米、花生仁、山药,大火烧开;再转小火熬煮成粥,粥快成时放冰糖调味即可食用。

【功能效用】本粥具有润肺养血、通乳益气的作用。

桂圆山药红枣汤

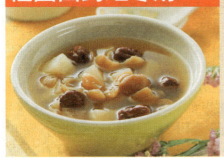

【材料准备】桂圆肉60克,山药150克,红枣15克,冰糖适量。

【制作过程】❶山药削皮洗净,切小块;红枣洗净。❷汤锅内加水3碗,煮开;加入山药块煮沸,再下红枣。❸待山药熟透、红枣松软,将桂圆肉加入;待桂圆肉之香甜味入汤中即可熄火,加冰糖调味。

【功能效用】此汤能补虚健体、益气补血、健脾和胃,对脾胃虚弱、肥胖等有食疗作用。

阿胶枸杞子炖甲鱼

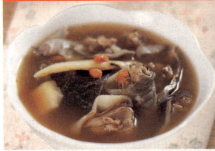

【材料准备】甲鱼1只，山药8克，枸杞子6克，阿胶10克，生姜1片，料酒5毫升，清鸡汤700毫升，盐适量，味精3克。

【制作过程】❶甲鱼洗净切块；枸杞子浸透洗净，山药切片。❷将甲鱼、清鸡汤、山药、枸杞子、生姜、料酒置于炖盅，隔水炖2小时后放入阿胶，再小火炖30分钟，调入盐、味精即可。

【功能效用】此汤可滋阴补血、益气补虚，对月经不调、高血压、冠心病有食疗作用。

阿胶猪皮汤

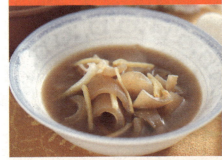

【材料准备】猪皮500克，阿胶10克，葱段15克，姜片5克，花椒水、绍酒各20毫升，味精、酱油各5克，盐、蒜末各3克，香油2毫升。

【制作过程】❶将阿胶和绍酒放入碗中，上笼蒸化。❷猪皮入锅煮透，用刀将猪皮里外刮洗干净，切条。❸取2000毫升开水与除香油外所有材料同入锅，用旺火烧开，再转慢火熬30分钟后淋入香油即可。

【功能效用】此汤补血安胎、养心安神，对孕妇心烦、失眠、胎动不安等有食疗作用。

益智仁鸭汤

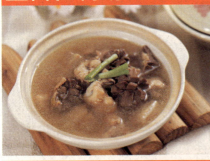

【材料准备】鸭肉250克，鸭肾1个，猪油50克，益智仁5克，白术10克，葱5克，黄酒15毫升，生姜、味精、盐各适量。

【制作过程】❶鸭肉洗净，切块；鸭肾处理干净，切成4块；生姜拍松；葱切段。❷锅上火，加猪油烧热，入鸭肉、鸭肾、葱、生姜，爆炒5分钟；倒入黄酒，翻炒5分钟，盛入砂锅内。❸加水及益智仁、白术，小火炖3小时，再放盐、味精调味即可。

【功能效用】此汤可清肺解热、温脾暖肾。

益智仁猪尾汤

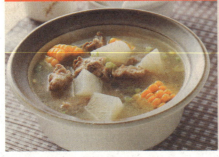

【材料准备】益智仁5克，猪尾400克，盐3克，白萝卜、玉米、葱花各适量。

【制作过程】❶益智仁洗净；猪尾洗净斩块，以滚水汆烫，捞出。❷锅中加清水煮沸，下入益智仁、猪尾，煮约15分钟。❸将白萝卜、玉米洗净，切块，放入锅中；续煮至熟，加盐，撒上葱花即可。

【功能效用】此汤可补脑醒神、养血健骨，对体质虚弱、吐泻、小便频数等有食疗作用。

保肝护肝食疗方

中医认为，肝主疏泄、主藏血。若肝血不足，筋失濡养，会出现水肿、瘀血、闭经、两目干涩昏花等症状。养肝护肝应先从调畅情绪开始，切忌发怒。首先，应尽量保持稳定的情绪。其次，饮食保健也很重要，应多食强肝养血、排毒护肝的药材和食材，如枸杞子、猪肝、西红柿、花菜、天麻、柴胡、菊花、车前草等。

枸杞叶鸡肝汤

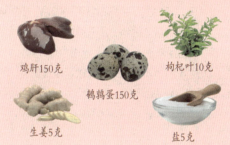

鸡肝150克　鹌鹑蛋150克　枸杞叶10克　生姜5克　盐5克

【制作过程】❶鸡肝洗净，切片；枸杞叶洗净。❷鹌鹑蛋入锅中煮熟，取出，剥去蛋壳；生姜洗净切片。❸将鹌鹑蛋、鸡肝、枸杞叶、生姜一起加水煮5分钟，调入盐煮至入味即可。

【功能效用】本品养肝明目、滋阴养血，对血虚引起的面色微黄或苍白、精神萎靡及两目干涩有很好的改善作用。

苦瓜菊花猪瘦肉汤

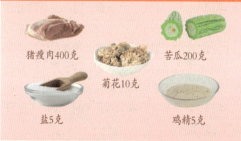

猪瘦肉400克　苦瓜200克　菊花10克　盐5克　鸡精5克

【制作过程】❶猪瘦肉洗净，切块；苦瓜洗净，去籽去瓤，切片；菊花洗净，清水浸泡。❷猪瘦肉放入沸水中汆烫，捞出洗净。❸锅中注水，烧沸，放入猪瘦肉、苦瓜、菊花慢炖；5小时后，加入盐和鸡精调味，出锅装入炖盅即可。

【功能效用】本品疏风明目、清肝泻火，可改善目赤肿痛、口干舌燥等症状。

天麻苦瓜酿肉

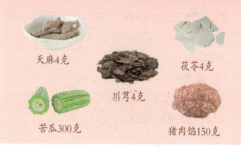

天麻4克　茯苓4克　川芎4克　苦瓜300克　猪肉馅150克

【制作过程】❶苦瓜切圆圈状，挖去籽和瓤，装盘备用。❷将猪肉馅加入调味料拌匀，用汤匙填入苦瓜内。❸川芎、茯苓、天麻水煎取汁，将药汁淋于苦瓜上；苦瓜入蒸笼蒸15～20分钟即可。

【功能效用】本品清热、活血、降血压、降血脂，可有效预防心脑血管疾病的发生。

柴胡莲子田鸡汤

柴胡10克　　香附10克　　莲子150克

陈皮5克　甘草3克　田鸡3只　盐适量

【制作过程】❶将中药材（莲子除外）略冲洗，装入纱布袋，扎紧。❷莲子洗净，与纱布袋一同放入锅中，加水1200毫升，以大火煮开，再转小火煮30分钟。❸田鸡宰杀后洗净，剁块，放入汤内，煮沸后捞出纱布袋，文火煲1小时，加盐调味即可食用。

【功能效用】本品能疏肝除烦、行气宽胸，用于肝郁气滞引起的胸胁胀满、胁肋疼痛。

车前枸杞叶猪肝汤

车前子150克　　猪肝1具　　枸杞叶100克

姜少许　盐10克　味精3克　香油适量

【制作过程】❶将车前子洗净，放入锅中，加水800毫升，煎至400毫升。❷猪肝、枸杞叶、姜洗净，猪肝切片，枸杞叶切段，姜切片。❸将猪肝、枸杞叶放入锅中，加入姜片和盐，继续加热，同煮至熟；再下味精，淋香油即可食用。

【功能效用】本品能清热利尿、渗湿止泻、明目祛痰，对老眼昏花、两目干涩、目赤肿痛等均有改善效果。

雪蛤枸杞甜汤

枸杞子10克

雪蛤1只　　　冰糖适量

【制作过程】❶将雪蛤洗净，斩块；枸杞子泡发洗净。❷锅中注水烧开，放入雪蛤煮至熟，再加入枸杞子。❸加入冰糖，搅拌至冰糖溶化即可。

【功能效用】雪蛤的主要成分为氨基酸，还含有19种有益人体的成分，如胡萝卜素、胶原蛋白、维生素A等，可补脑益智、抗衰驻颜、延缓衰老。此汤具有滋阴养肝、润肤明目、生津止渴的功效。

四物鸡汤

鸡腿约150克　熟地黄25克　当归15克

川芎5克　　炒白芍10克　　盐3克

【制作过程】❶鸡腿剁块，放入沸水中汆烫，捞出冲净；药材以清水快速冲净。❷将鸡腿和所有药材放入炖锅，加6碗水，先以大火煮开，再转小火续炖40分钟。❸起锅前加盐调味即可。

【功能效用】本品是中药方剂中的补血代表方，能有效改善贫血引起的头晕目眩、面色苍白、腰膝酸软等症状。

土茯苓鳝鱼汤

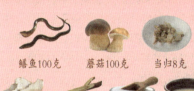

鳝鱼100克　蘑菇100克　当归8克
土茯苓10克　赤芍10克　盐5克　米酒10克

【制作过程】❶将鳝鱼洗净，切小段；蘑菇洗净，撕成小朵；当归、土茯苓、赤芍洗净备用。❷将当归、土茯苓、赤芍放入锅中，以大火煮沸后，转小火续煮20分钟。❸下入鳝鱼煮5分钟，再下入蘑菇炖煮3分钟，加盐、米酒调味即可。

【功能效用】本品能祛风除湿、通络除痹、活血化瘀，对风湿性关节炎有效。

核桃枸杞子蒸糕

核桃仁50克　枸杞子15克

糯米粉3杯　白糖适量

【制作过程】❶核桃仁切成小片备用；枸杞子洗净泡发。❷将糯米粉加糖水拌匀，揉成糯米饼备用。❸锅中加水煮开，将糯米饼放入蒸屉，蒸约10分钟；再将核桃仁、枸杞子撒在糕面上，续蒸10分钟至熟即可。

【功能效用】核桃仁可滋补肝肾、强健筋骨、健脑益智、润泽肌肤、延缓衰老、缓解疲劳。本品具有养肝健脾、补肾乌发、补脑益智、润肠通便等功效。

山药白芍排骨汤

白芍10克　蒺藜10克　山药300克

猪排250克　红枣10颗　盐2小匙

【制作过程】❶将白芍、蒺藜装入纱布袋；红枣用清水泡软；山药去皮，切滚刀块；猪排冲洗后入沸水氽烫，捞出备用。❷将猪排、红枣、山药和纱布袋放入锅中，加水1800毫升，大火烧开后再转小火炖40分钟，加盐调味即可。

【功能效用】本品能补血滋阴、柔肝止痛、益气健脾，对肝脾不和、胸胁胀满、食欲不振的患者有较好的食疗作用。

猪肝笋粥

白芍10克　稠粥2碗　猪肝100克

笋尖80克　盐3克　鸡精1克

【制作过程】❶将猪肝洗净，入沸水中氽烫，捞出切薄片；笋尖洗净，切斜段；白芍洗净。❷将稠粥下入锅中，加适量开水煮沸，再下入白芍、笋尖，转中火熬煮10分钟。❸下入猪肝熬成粥，加入盐、鸡精调味即可。如果想使粥的口味香浓，可以适当滴入几滴香油。

【功能效用】本品能补血养肝、通便利肠，对贫血有很好的改善作用。

首乌炒猪肝

何首乌20克

猪肝300克

韭菜花250克

【制作过程】❶猪肝洗净,切片汆水,沥干。❷韭菜花切段;何首乌放入清水中,煮沸转小火,续煮10分钟后离火,滤取药汁,拌入生粉。❸起油锅,放入沥干的猪肝、韭菜花翻炒片刻(切记时间不宜过长),加入盐和香油,淋上药汁勾芡即可。

【功能效用】本品可滋补肝肾、养血明目,对肝肾亏虚、血虚者均有补益作用。

枸杞木瓜粥

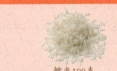
糯米100克

枸杞子10克

木瓜50克

【制作过程】❶糯米洗净,用清水浸泡;枸杞子洗净;木瓜取果肉,切成小块。❷锅置火上,放入糯米,加适量清水煮至八成熟。❸放入木瓜、枸杞子,煮至米烂即可。

【功能效用】本品能健脾消食、滋补肝肾、益精明目,适用于虚劳精亏、腰膝酸痛、眩晕耳鸣、血虚萎黄等症。

桃仁枸杞粥

大米80克

核桃仁20克

枸杞子20克

【制作过程】❶取大米洗净熬煮。❷加入核桃仁、枸杞子与大米同煮。

【功能效用】核桃仁适合肾亏腰痛、肺虚久咳、气喘、便秘、健忘倦怠、食欲不振、腰膝酸软、气管炎、便秘、神经系统发育不良、神经衰弱、心脑血管疾病患者食用。

枸杞鸡肾粥

粳米100克

枸杞子30克

陈皮1片

鲜鸡肾1个

盐适量　生姜适量

【制作过程】❶取粳米洗净煮粥。❷枸杞子、生姜分别洗净,生姜切片;将鸡肾剖开,去其筋膜并洗净;将以上三种原料放入锅中与粳米同煮至熟。❸加入盐、陈皮调味即可。

【功能效用】枸杞子可滋肾润肺、补肝明目,多用于治疗肝肾亏虚、腰膝酸软、头晕目眩、目昏多泪、虚劳咳嗽、消渴、遗精等。本品有补肝益肾之功效。

参芪枸杞子猪肝汤

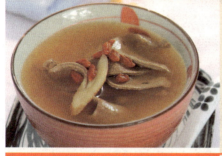

【材料准备】猪肝300克,党参10克,黄芪15克,枸杞子10克,盐2小匙。

【制作过程】❶猪肝洗净,切片。❷党参、黄芪洗净,放入煮锅,加6碗水以大火烧开,转小火。❸煮约20分钟,转中火,放入枸杞子再煮约3分钟,放入猪肝片;待水沸腾,加盐调味即可。

【功能效用】此汤可补气养血、养肝明目,对肝肾不足之两眼昏花及白内障有食疗作用。

枸杞叶鹌鹑蛋鸡肝汤

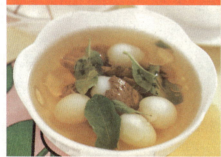

【材料准备】鸡肝150克,枸杞叶10克,鹌鹑蛋150克,盐5克,生姜3片。

【制作过程】❶鸡肝洗净,切片;枸杞叶洗净。❷鹌鹑蛋入锅中煮熟后取出,剥去蛋壳;生姜去皮,切片。❸将鹌鹑蛋、鸡肝、枸杞叶、生姜一起加水煮5分钟,再调入盐煮至入味即可。

【功能效用】此汤可滋补肝肾、养血明目,对眼睛干涩疲劳、视力下降、夜盲症、青光眼有食疗作用。

白芍红豆鲫鱼汤

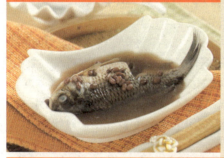

【材料准备】鲫鱼1条(约350克),红豆500克,白芍10克,盐适量。

【制作过程】❶将鲫鱼收拾干净;红豆洗净,放入清水中泡发。❷将白芍用清水洗净,放入锅内,加水煎10分钟,取汁备用。❸另起锅,放入鲫鱼、红豆及白芍药汁,加2000~3000毫升水,炖至鱼熟豆烂,再加盐调味即可。

【功能效用】此汤可疏肝止痛、利水消肿,对病毒性肝炎、肝硬化、肝腹水有食疗作用。

归芪白芍瘦肉汤

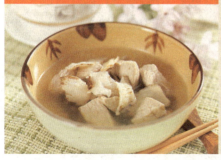

【材料准备】当归、黄芪各20克,白芍10克,猪瘦肉60克,盐适量。

【制作过程】❶将当归、黄芪、白芍洗净,备用;猪瘦肉洗净,切块,备用。❷锅置于火上,加入适量清水,将当归、黄芪、白芍与猪瘦肉放入锅内,炖熟。❸加盐调味即可。

【功能效用】此汤可补气活血、疏肝和胃,对体质虚弱、胁肋疼痛、肝炎、月经不调、产后血虚血瘀有食疗作用。

女贞子首乌鸡汤

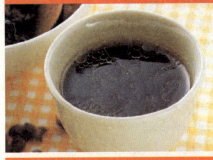

【材料准备】何首乌、女贞子各15克,当归、白芍各9克,茯苓8克,川芎6克,乌鸡1500克,小茴香2克,葱、盐、姜各10克,料酒20毫升。

【制作过程】❶乌鸡处理干净;姜去皮,拍松;葱切段。❷全部药材洗净,装入纱布袋。❸将鸡肉和纱布袋放进炖锅内,加3000毫升水,大火烧沸;改小火炖1小时后加小茴香、葱段、盐、姜、料酒即可。

【功能效用】此汤可补肝益肾、养血祛风。

菊花羊肝汤

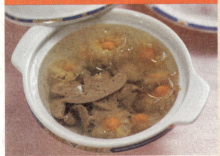

【材料准备】鲜羊肝200克,菊花5克,生姜片、葱花各5克,盐2克,料酒10毫升,胡椒粉、味精各1克,蛋清、淀粉各15克。

【制作过程】❶羊肝洗净,切片,汆水,用盐、料酒、蛋清、淀粉浆好;菊花洗净。❷锅内加油烧热,下姜煸出香味,注水,加入羊肝、胡椒粉、盐煮至汤沸;再下菊花、味精、葱花,煲熟即可。

【功能效用】此汤可清热去火、疏风散热、养肝明目,对消除眼睛疲劳、恢复视力有食疗作用。

柴胡解郁猪肝汤

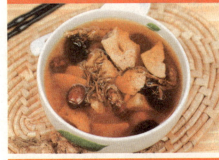

【材料准备】猪肝180克,柴胡5克,蝉花10克,熟地黄12克,红枣6颗,盐6克,姜、淀粉、胡椒粉、香油各适量。

【制作过程】❶柴胡、蝉花、熟地黄、红枣洗净;将猪肝洗净,切薄片,加淀粉、胡椒粉、香油腌渍片刻;姜去皮,切片。❷将柴胡、蝉花、熟地黄、红枣、姜片放入瓦煲内,注入清水,大火煮沸;再改中火煲2小时,放入猪肝滚熟,加调料调味即可。

【功能效用】此汤可滋补肝肾、聪耳明目。

丹皮杏仁茶

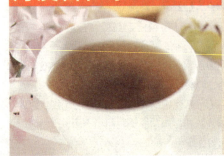

【材料准备】牡丹皮9克,杏仁12克,枇杷叶10克,绿茶12克,红糖20克。

【制作过程】❶将杏仁用清水洗净,晾干,碾碎,放入杯中。❷将牡丹皮、绿茶、枇杷叶分别用清水洗净,再一起放入锅中,加入适量清水,煎汁,去渣。❸加入红糖溶化,倒入杯中饮服即可。

【功能效用】本品可活血消瘀、止咳化痰、和胃止呕,对外感咳嗽、喘满、喉痹、肠燥便秘、经闭有食疗作用。

丹皮菊花茶

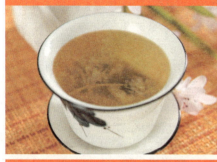

【材料准备】金银花20克,牡丹皮9克,菊花、桑叶各9克,杏仁6克,芦根30克(鲜品量加倍),蜂蜜适量。

【制作过程】❶将金银花、牡丹皮、菊花、桑叶、杏仁、芦根用水略冲洗。❷放入锅中用水煮,将汤盛出。❸待凉后加入蜂蜜即可。

【功能效用】本品清热去火、疏风散热、养肝明目,对口干、火旺、目涩及由风、寒、湿引起的关节疼痛有食疗作用。

决明子鸡肝苋菜汤

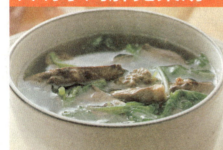

【材料准备】苋菜250克,鸡肝200克,决明子15克,盐2小匙。

【制作过程】❶苋菜剥取嫩叶和嫩梗,洗净,沥干;鸡肝洗净,切片,汆去血水后捞出,冲净。❷将决明子装入纱布袋,放入煮锅中,加水1200毫升熬汤,捞出药袋。❸在汤中加入苋菜,煮沸后下肝片;再煮开,加盐调味即可。

【功能效用】此汤可清肝明目、疏风止痛,对肝炎、肝硬化腹水、高血压有食疗作用。

决明子杜仲鹌鹑汤

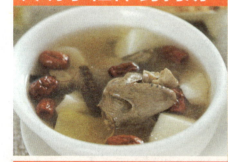

【材料准备】鹌鹑1只,杜仲50克,山药100克,决明子15克,枸杞子25克,红枣6颗,生姜5片,盐8克,味精3克。

【制作过程】❶鹌鹑洗净,剁块。❷杜仲、枸杞子、红枣、山药洗净;将决明子装入纱布袋,放入锅中,加水1200毫升熬汤,捞出药袋。❸在汤中加入杜仲、枸杞子、红枣、山药、生姜;大火煮沸后改小火煲3小时,加盐和味精调味即可。

【功能效用】此汤可补益肝肾、疏肝明目。

虎杖解毒蜜

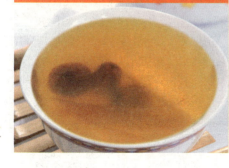

【材料准备】虎杖15克,党参25克,红枣、莪术各10克,山药15克,蜂蜜10克。

【制作过程】❶将党参、山药、虎杖、红枣、莪术洗净,用水浸泡1小时。❷将浸泡好的材料放入瓦罐,加水煮沸后改小火煎1小时,滤出头汁500毫升。❸加水再煎,滤出药汁300毫升;将药汁与蜂蜜放入锅中,小火煎5分钟即可。

【功能效用】本品可清热解毒、利胆止痛、破血散结,对肝炎、肝癌、肝痛有食疗作用。

虎杖泽泻茶

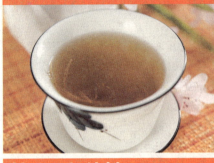

【材料准备】虎杖10克，泽泻10克，红枣15克，蜂蜜20克。

【制作过程】❶红枣洗净，温水泡发30分钟，留浸泡液，去核，备用。❷将泽泻、虎杖洗净，加适量的水煎煮2次，每次30分钟；合并滤汁，倒入砂锅中。❸在砂锅中加入红枣及其浸泡液，小火煮15分钟，加入蜂蜜拌匀即可。

【功能效用】本品可化痰除湿，清热降脂，对小便不利、水肿胀满、高脂血症有食疗作用。

莲心香附茶

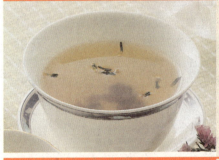

【材料准备】莲子心3克，香附9克。

【制作过程】❶将莲子心、香附分别用清水冲洗干净，再倒入洗净的锅中。❷加入350毫升水，先以大火煮开，转小火慢煮至剩约250毫升，不必久煮。❸取茶饮。

【功能效用】本品可理气解郁、强心降压、调经止痛，对抑郁症、高血压、月经不调、经闭、痛经有一定的食疗作用。

川芎香附茶

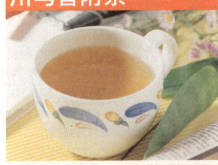

【材料准备】香附（炒）9克，川芎10克，茶叶6克。

【制作过程】❶将炒香附、川芎洗净，晾干，研为细末，混匀，装入纱布袋中。❷锅中加入适量清水，放入茶叶，大火煮沸。❸转小火，放入纱布袋，焖煮15分钟，取清汁服用即可。

【功能效用】本品可理气解郁、散瘀止痛，对气郁日久所致头痛、疲劳、情绪波动有食疗作用。

田七郁金炖乌鸡

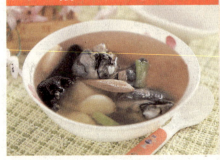

【材料准备】田七6克，郁金9克，乌鸡500克，陈皮、红枣、姜、葱、盐各5克。

【制作过程】❶田七洗净，切成绿豆大小的粒；陈皮、红枣洗净；郁金洗净，润透，切片；乌鸡肉洗净；姜切片；葱切段。❷乌鸡放入锅内，加陈皮、红枣、姜片、葱段，注入2000毫升水，炖2个小时，食用前加盐调味即可。

【功能效用】本品可行气解郁、理气止痛、凉血破瘀，对胸腹胁肋诸痛、热病神昏有食疗作用。

健脾养胃食疗方

脾位于中焦，腹腔上部，在膈之下。中医认为，脾胃为后天之本，气血生化之源，关系到人体的健康，以及生命的存亡。如果脾胃气机受阻，运化失常，那么五脏六腑就无以充养，精气神就会日渐衰弱。所以，中医认为养生要以固护脾胃为主，养脾要和养胃结合起来。健脾益胃药膳常用的药材和食材有：山药、白术、党参、黄芪、黄豆、薏苡仁等。

玉竹沙参鲫鱼汤

玉竹15克

沙参10克

麦门冬10克

鲫鱼1条

冬瓜100克

胡椒粉适量

盐适量

生姜适量

【制作过程】❶鲫鱼去内脏洗净；冬瓜去皮洗净，切片；玉竹、麦门冬、沙参洗净。❷起油锅，葱、姜炝香，下入冬瓜炒至断生。❸倒入水，下入鲫鱼、玉竹、沙参、麦门冬煮至熟，调入盐、胡椒粉即可。

【功能效用】本品生津止渴、清热利水、降血糖，糖尿病、高血压患者均可食用。

党参麦门冬瘦肉汤

猪瘦肉300克

党参15克

麦门冬10克

山药适量

盐4克

鸡精3克

生姜适量

【制作过程】❶猪瘦肉洗净切块；党参、麦门冬洗净；山药、生姜洗净，去皮，切片。❷猪瘦肉汆去血沫，洗净后沥干水分。❸锅中注水，烧沸，放入瘦肉、党参、麦门冬、山药、生姜，用大火煮；待山药变软后改小火炖至熟烂，加入盐和鸡精调味即可。

【功能效用】本品既能益气滋阴、健脾和胃，还能缓解秋燥，是滋补佳品。

黄芪炖生鱼

生鱼1条

枸杞子5克

红枣10克

黄芪5克

盐5克

味精3克

胡椒粉2克

【制作过程】❶生鱼宰杀，去内脏，洗净，斩成两段；红枣、枸杞子泡发；黄芪洗净。❷锅中加油，烧至七成油温，下入鱼段稍炸后，捞出沥油。❸将鱼、枸杞子、红枣、黄芪一起装入炖盅中，加适量清水炖30分钟，加入调味料即可。

【功能效用】本品能补气健脾、助血运行，对食欲不振、神疲乏力有效。

山药猪肚汤

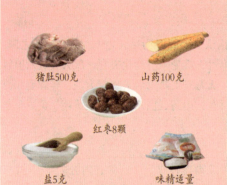

猪肚500克　山药100克　红枣8颗　盐5克　味精适量

【制作过程】❶将猪肚翻转，先用清水冲洗，再用花生油、生粉反复搓擦，直至黏液和异味去除干净；再切成1厘米宽的条。❷将山药去皮切成滚刀块，泡入冷水备用。❸热锅凉油，下猪肚稍微翻炒一下，与红枣一起放入砂煲内；煲内加适量清水，大火煮沸后改小火煲2小时；出锅前20分钟下入山药，加入盐和味精调味即可。

【功能效用】山药、猪肚均可健脾益气，对脾虚腹泻、食欲不振、面色萎黄等患者均有疗效。

白术芡实田鸡汤

白术15克　茯苓15克　白扁豆30克

芡实20克　田鸡200克　盐5克

【制作过程】❶将白术、茯苓洗净，入锅加水煲30分钟，取汁备用。❷将田鸡处理干净，去皮斩块备用；芡实、白扁豆先入锅炖20分钟，再放入田鸡炖煮。❸加入盐与备用的药汁，一同煲至食材熟烂即可。

【功能效用】白术健脾益气、燥湿利水、止汗安胎，用于脾胃气弱、食少倦怠、少气无力。田鸡大补元气，是治脾虚的佳品，适用于精力不足、低蛋白血症和各种阴虚症状。本品能健脾益气、燥湿止带，对脾虚湿盛引起的带下绵绵有一定改善作用。

陈皮卤牛肉

鲜牛肉300克　陈皮20克　生姜适量

白糖适量　盐3克　酱油5毫升

【制作过程】❶将鲜牛肉除去牛油和筋膜，用清水洗净，切成大块；陈皮泡发切成小块。❷将切好的牛肉放入沸水中氽烫。❸锅中加油烧热，下入牛肉炒香后，放入水、姜片和一勺料酒，用慢火煮1.5小时左右，至牛肉酥软；然后加入酱油、白糖、盐、陈皮，继续煮0.5小时左右，使牛肉入味。煮完之后捞起晾凉，切薄片即可食用。

【功能效用】牛肉可补气血、暖脾胃、长肌肉，是上等的冬季滋补食物；陈皮可除腹胀、助消化。

薏苡仁瓜皮鲫鱼汤

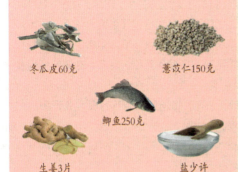

冬瓜皮60克　薏苡仁150克　鲫鱼250克　生姜3片　盐少许

【制作过程】❶将鲫鱼剖洗干净，去内脏，去鳃；冬瓜皮、薏苡仁分别洗净。❷将冬瓜皮、薏苡仁、鲫鱼、生姜片放进汤锅内，加适量清水，盖上锅盖。❸用中火烧开，转小火再煲1小时，加盐调味即可。

【功能效用】鲫鱼可补阴血、通血脉、补体虚，还有益气健脾、利水消肿、清热解毒之功效。冬瓜皮利尿消肿，可治水肿胀满、小便不利、暑热口渴、小便短赤。本品能利水消肿、清热解毒、健脾除湿，对各种泌尿系统疾病均有一定的疗效。

虫草花党参猪肉汤

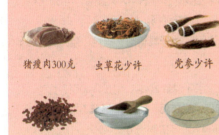

猪瘦肉300克　虫草花少许　党参少许　枸杞子少许　盐3克　鸡精3克

【制作过程】❶猪瘦肉洗净，切块，汆水；虫草花、党参、枸杞子洗净，用水浸泡。❷锅（切忌不能用铜、铝、铁等金属容器，以免降低此汤的功效）中注水烧沸，放入猪瘦肉、虫草花、党参、枸杞子慢炖。❸2小时后加入盐和鸡精调味，起锅装入炖盅即可。

【功能效用】虫草花具有补肾益肺、止血化痰的功效，可用于腰膝酸软、阳痿遗精、肺肾两虚之咳嗽气喘、体虚自汗等。党参补气兼养血，可用于脾胃气虚之四肢无力、食欲不振、大便稀溏等。本品能健脾养胃、补肾益气、抗老防衰，适合肝肾阴虚之人食用。

党参煮土豆

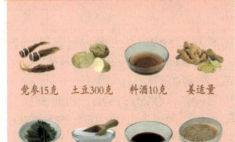

党参15克　土豆300克　料酒10克　姜适量　葱适量　盐适量　醋适量　芝麻油适量

【制作过程】❶将党参洗净，泡透，切寸段；土豆去皮，切薄片；姜切片，葱切段。❷炖锅内加水，再加几滴醋，可防止土豆的颜色变黑，然后将党参、土豆、姜、葱、料酒同时放入炖锅内，加水，置大火上烧沸。❸再用文火烧煮35分钟，加入盐、芝麻油调味即成。

【功能效用】土豆具有和胃调中、健脾益气的功效。本品富含膳食纤维，容易让人有饱腹感，且富含蛋白质和维生素C，是减肥期间的优选。

黄芪牛肉汤

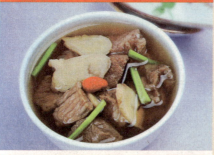

【材料准备】黄芪9克,牛肉450克,盐6克,葱段2克,香芹30克,枸杞子5克。

【制作过程】❶牛肉洗净,切块,汆水;香芹洗净,切段;黄芪和枸杞子用温水洗净,备用。❷净锅上火,倒入水,下入牛肉、黄芪、枸杞子煲至熟。❸撒入葱段、香芹、盐调味即可食用。

【功能效用】此汤具有益气固表、敛汗固脱的功效。

黄芪绿豆煲鹌鹑

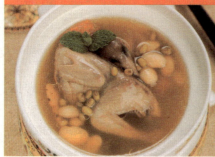

【材料准备】黄芪、红枣、白扁豆、绿豆各适量,鹌鹑1只,盐2克。

【制作过程】❶将鹌鹑收拾干净,汆水;黄芪洗净泡发;红枣洗净,去核;白扁豆、绿豆洗净,浸泡30分钟。❷将黄芪、红枣、白扁豆、绿豆、鹌鹑放入砂锅,加水后用大火煲沸;再改小火煲2小时,加盐调味即可。

【功能效用】此汤具有益气固表、强身健体的显著功效。

山药猪胰汤

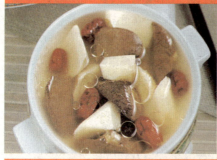

【材料准备】猪胰200克,山药100克,红枣、生姜各10克,葱15克,盐6克,味精3克。

【制作过程】❶猪胰洗净,切块;山药洗净,去皮,切块;红枣洗净,去核;生姜切片;葱切段。❷锅中注入水烧开,放入猪胰,稍煮片刻,捞起。❸将猪胰、山药、红枣、姜片、葱段放入瓦煲内,加水煲2小时,调入盐、味精即可。

【功能效用】此汤具有健脾补肺、益胃补肾的功效。

党参生鱼汤

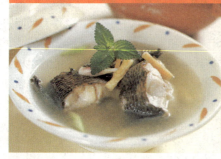

【材料准备】党参20克,生鱼1条,胡萝卜50克,料酒、酱油各10毫升,姜片、葱段各10克,盐5克,高汤200毫升。

【制作过程】❶将党参洗净泡透,切段;胡萝卜洗净,切块。❷生鱼宰杀洗净,切段,放入六成热的油中煎至两面金黄后捞出。❸锅置火上,加油烧热,下入姜片、葱段爆香,再下入煎好的鱼、料酒、党参、胡萝卜及剩余调味料,烧煮至熟。

【功能效用】此汤有补中益气、利水的功效。

佛手元胡猪肝汤

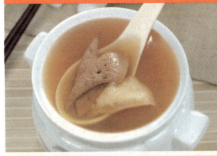

【材料准备】佛手、元胡各9克,制香附、甘草各6克,猪肝100克,盐、姜丝、葱花各适量。

【制作过程】❶将佛手、元胡、制香附、甘草洗净;猪肝洗净,切片。❷将佛手、元胡、制香附、甘草放入锅中,加适量水煮沸,再改小火煮15分钟。❸加入猪肝片,放适量盐、姜丝、葱花,熟后即可食用。

【功能效用】此汤具有行气止痛、疏肝和胃的功效。

春砂仁黄芪猪肚汤

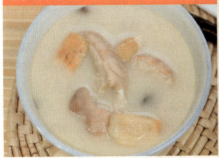

【材料准备】春砂仁6克,黄芪20克,猪肚1个,生姜3片,盐适量。

【制作过程】❶春砂仁、黄芪、生姜洗净,稍浸泡;猪肚以生粉洗净。❷把药材装入猪肚内,放进大号炖盅,加冷开水1500毫升,盖上盅盖,隔水炖3小时,调入适量食盐即可。

【功能效用】春砂仁有和中、补气、止痛、安胎之功。黄芪能益气升阳、健脾养血。猪肚能健脾胃、补虚损、通血脉。本品益气健脾、消食开胃,适用于脾胃虚弱之食少便溏、胃脘疼痛,亦为胃下垂及慢性胃炎者食疗佳品。

春砂仁花生猪骨汤

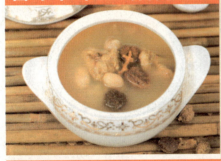

【材料准备】春砂仁8克,猪骨250克,花生30克,盐适量。

【制作过程】❶将花生、春砂仁洗净,入水稍泡;猪骨洗净,斩块。❷锅中注水烧沸,下猪骨,滚尽猪骨上的血水,捞起洗净备用。❸将猪骨、花生、春砂仁放入瓦煲内,注入清水,以大火烧沸;再改小火煲2小时,加盐调味即可。

【功能效用】此汤具有健脾益胃、益气养血的功效。

绿豆陈皮排骨汤

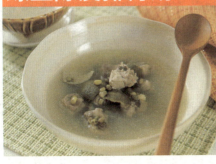

【材料准备】陈皮10克,绿豆60克,猪排250克,盐少许,生抽适量。

【制作过程】❶绿豆清洗干净,备用。❷猪排洗净斩块,汆水;陈皮浸软,刮去瓤,洗净。❸锅中加适量水,放入陈皮先煲开;再将猪排、绿豆放入煮10分钟,改小火煲3小时;最后加入适量盐、生抽调味即可食用。

【功能效用】此汤具有开胃消食、降压、降脂的功效。

陈皮鸽子汤

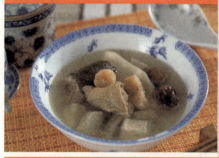

【材料准备】陈皮10克,怀山药30克,干贝15克,鸽子1只,猪瘦肉150克,蜜枣3枚。

【制作过程】❶陈皮、怀山药、干贝洗净,浸泡;猪瘦肉、蜜枣洗净,猪瘦肉切块。❷鸽子去内脏,洗净,斩块,汆水。❸将清水2000毫升放入瓦煲内,煮沸后加入以上用料;大火再煮沸后,改文火煲3小时,加盐调味即可。

【功能效用】此汤具有补脾健胃、调精益气的功效。

白术猪肚粥

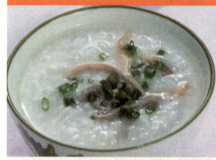

【材料准备】白术12克,升麻10克,猪肚100克,大米80克,盐3克,鸡精2克,葱花5克。

【制作过程】❶大米淘净;猪肚洗净,切成细条;白术、升麻洗净。❷大米入锅,加适量清水,以旺火烧沸;下入猪肚、白术、升麻,转中火熬煮。❸待米粒开花,改小火熬煮至粥浓稠,加盐、鸡精调味,撒上葱花即可。

【功能效用】此粥具有补脾益气、健胃消食的功效。

话梅高良姜汤

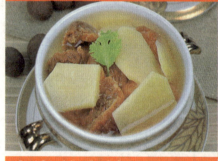

【材料准备】高良姜6克,话梅50克,冰糖8克。

【制作过程】❶将话梅洗净切成两半;高良姜洗净后,去皮切片。❷净锅上火,倒入清水,下入话梅、姜片稍煮。❸调入冰糖煮25分钟即成(冰糖的量可按个人喜好增减)。

【功能效用】高良姜有温脾胃、祛风寒、行气止痛的作用。话梅可健胃、敛肺、温脾、止血、涌痰、消肿解毒、生津止渴。此汤具有健胃温脾、生津止渴的功效。

高良姜山楂粥

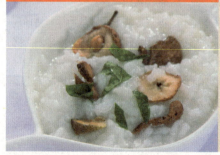

【材料准备】高良姜26克,大米90克,山楂30克,盐2克,鲜枸杞叶、味精、菠菜叶少许。

【制作过程】❶大米洗净;高良姜洗净,去皮切片;山楂洗净,切片;枸杞叶洗净,菠菜叶洗净切碎。❷锅置火上,注水后,放入大米、高良姜、山楂,用大火煮至粥熟。❸加入枸杞叶,改小火稍煮,调入盐、味精,撒上菠菜叶即成。

【功能效用】此粥具有温胃消积、减肥祛瘀的显著功效。

鸡内金核桃燕麦粥

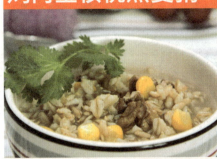

【材料准备】燕麦50g，核桃10个，海金沙15克，鸡内金粉10克，粳米100克，玉米20克，白糖适量。

【制作过程】❶核桃去壳留仁，捣碎；海金沙用纱布袋装好。❷锅置火上，加水600毫升煮开；加入海金沙，小火煮20分钟；拣去海金沙，加入粳米、燕麦和玉米煮至米粒开花；再加入鸡内金粉、核桃碎煮成稠粥，加入白糖即可。

【功能效用】此粥具有利尿排石、和胃消食的显著功效。

麦芽山楂饮

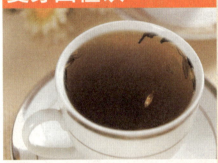

【材料准备】炒麦芽10克，炒山楂10克，红糖适量。

【制作过程】❶将炒麦芽、炒山楂放入锅中，加1碗水。❷煮15分钟后，加入红糖，再稍煮片刻。❸滤去渣，取汁饮。

【功能效用】炒麦芽善消食，除积滞。山楂解肉食油腻，行积滞。二药合用，既消食又开胃，且味道酸甜，儿童乐于饮用。

山楂苹果大米粥

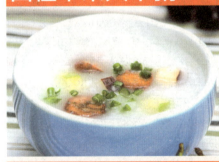

【材料准备】山楂干15克，苹果50克，大米100克，冰糖5克，葱花少许。

【制作过程】❶大米淘洗干净，用清水浸泡；苹果洗净切小块；山楂干用温水稍泡后洗净，备用。❷锅置火上，放入大米，加适量清水煮至八成熟。❸放入苹果、山楂干煮至米烂，放入冰糖，熬溶化后调匀，撒上葱花即可。

【功能效用】此粥具有益气和胃、消食化积的显著功效。

薏苡仁红枣茶

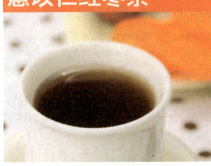

【材料准备】薏苡仁50克，红枣25克，绿茶2克。

【制作过程】❶将绿茶用沸水冲泡；红枣洗净，去核备用。❷把薏苡仁与红枣放入锅中，注入适量清水，煮至软烂。❸放入绿茶汁，再一起煮3分钟，待稍凉即可饮用。

【功能效用】此茶具有清热利湿、益气生津的功效，常饮可保持皮肤光泽细腻，消除粉刺、雀斑、老年斑、妊娠斑、蝴蝶斑，对脱屑、痤疮、皲裂、皮肤粗糙等亦有良好疗效。

滋阴润肺食疗方

中医认为,肺为"相傅之官",肺主气,主肃降,主皮毛,肺通过宣发作用,将气血津液输布到全身。养肺有多种方法,中医提出"笑能清肺",因为笑能使胸廓扩张、肺活量增大、胸肌伸展;笑能宣发肺气、调节人体气机的升降、消除疲劳、驱除抑郁、解除胸闷。养肺的食物有老鸭、杏仁、玉米、黄豆、黑豆、冬瓜、番茄、藕、甘薯、猪皮、贝类、梨等。

虫草炖乳鸽

乳鸽1只

五花肉20克

冬虫夏草20克

蜜枣10克

姜1片

红枣10克

【制作过程】❶五花肉洗净,切成条;乳鸽洗净;蜜枣、红枣泡发;生姜去皮,切片;冬虫夏草洗净。❷将所有原材料装入炖盅内。❸加入适量清水,以中火炖1小时,最后加入调味料即可。

【功能效用】本品具有补肾益肺、强身抗衰之功效,适合肺气虚弱、经常咳嗽的老年人食用。

沙参百合甜枣汤

红枣5颗

沙参适量

鲜百合30克   冰糖适量

【制作过程】❶百合剥瓣,洗净;沙参、红枣分别洗净,红枣泡发1小时。❷沙参、红枣放入锅中,加3碗水,煮约20分钟,至汤汁变稠;加入剥好的百合续煮5分钟,待汤味醇香时,加冰糖煮至溶化即可。

【功能效用】本品具有滋阴润肺、生津止渴的功效,对阴虚肺燥引起的咳嗽、咯血、咽喉干燥等症均有疗效。

鱼腥草银花瘦肉汤

鱼腥草30克

金银花15克

连翘12克   猪瘦肉100克

【制作过程】❶鱼腥草、金银花、连翘用清水洗净。❷上述材料放入锅内,加水煎,用文火煮30分钟,去渣留汁。❸将猪瘦肉洗净切片,放入药汤里,用文火煮熟,调味即成。

【功能效用】本品具有清热、解毒、排脓的功效,对肺炎、肺脓肿等咳吐黄痰、脓痰者有较好的食疗作用。

鱼腥草红枣茶

清水适量

鱼腥草50克

红枣5粒

【制作过程】❶鱼腥草洗净，红枣切开去核。❷鱼腥草、红枣入锅，加水3000毫升，煮沸后转小火再煮20分钟。❸滤渣饮用即可。

【功能效用】鱼腥草具有清热解毒、化痰止咳、镇痛、杀菌、抗病毒、增强人体免疫力、抗癌、乌发、滋补强身之作用。本品具有清热解毒、止泻止痢的功效，可用于治疗痢疾、急性肠炎等湿热疾病，还可用于治疗各种热毒化脓性疾病。

川贝炖豆腐

豆腐300克

川贝25克

蒲公英20克

冰糖适量

【制作过程】❶川贝打碎或研成粗米粒状；冰糖亦打碎；蒲公英洗净，煎取药汁去渣备用。❷将豆腐放入炖盅内，上放川贝、冰糖，盖好，隔水文火炖约1小时即可。

【功能效用】本品能清热化痰、软坚散结、清热解毒、消痈排脓，对肺脓肿、乳腺炎均有食疗效果。但脾胃虚寒、慢性胃肠炎、腹泻者慎用。

冬瓜薏仁鸭

薏苡仁10克　　冬瓜适量　　枸杞子10克

鸭肉500克

米酒适量

高汤适量

【制作过程】❶鸭肉、冬瓜分别洗净，切块；薏苡仁、枸杞子分别洗净泡发。❷砂锅中倒油烧热，将鸭肉翻炒，再放入米酒和高汤；煮开后，放入薏苡仁、枸杞子，用旺火煮1小时；再放入冬瓜，煮开后转文火续煮至熟后即可。

【功能效用】本品能清热滋阴、利尿通淋，对各种热性疾病均有食疗作用。

柴胡秋梨饮

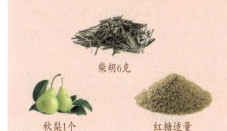
柴胡6克　　秋梨1个　　红糖适量

【制作过程】❶柴胡、秋梨洗净，秋梨切块，备用。❷把柴胡、秋梨放入锅内，加入1200毫升水，先用大火煮沸，再改小火煎15分钟。❸滤去渣，以红糖调味即可。

【功能效用】本品具有生津润燥、清热止咳、疏肝解郁等功效，对风热引起的咳嗽、咽喉肿痛均有疗效。

椰子汁杏仁鸭汤

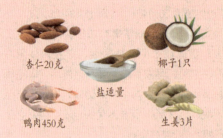

杏仁20克　椰子1只　盐适量　鸭肉450克　生姜3片

【制作过程】❶将椰子汁倒出；杏仁洗净；鸭肉洗净，斩块备用。❷净锅上火，倒入水，下入鸭块汆烫，捞出冲净。❸净锅上火，倒入椰子汁，下入鸭块、杏仁、生姜，烧沸煲至熟，调入盐即可。

【功能效用】鸭肉可清虚热、利水消肿、治疗咽喉干燥。椰子汁具有清热、解暑、生津、止渴之功效。本品具有宣肺止咳、利尿通淋、补中益气的功效。

枸杞桂圆银耳汤

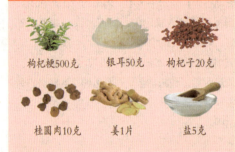

枸杞梗500克　银耳50克　枸杞子20克　桂圆肉10克　姜1片　盐5克

【制作过程】❶枸杞梗、桂圆肉、枸杞子洗净。❷银耳泡发，洗净，煮5分钟后捞起沥干水。❸下油爆香姜，将银耳略炒后盛起；另加适量水烧滚，放入枸杞梗、桂圆肉、枸杞子、银耳、姜煲滚；再用文火煲1小时，下盐调味即成。

【功能效用】本品养肝明目、补血养心、滋阴润肺，对面色姜黄、两目干涩、口干咽燥者有很好的改善作用。

太子参红枣茶

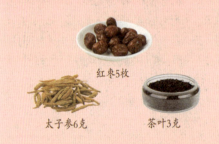

红枣5枚　太子参6克　茶叶3克

【制作过程】❶将太子参、红枣、茶叶洗净备用。❷太子参、红枣放入锅中，加适量清水，开大火煮15分钟。❸放入茶叶稍煮片刻，待茶叶完全绽开即可。❹滤渣取汁饮用即可。

【功能效用】太子参有补气益血、生津、补脾胃的作用。本品具有益气补血、敛汗固表的功效，适用于气虚型自汗、盗汗者。

白果莲子乌鸡汤

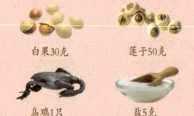

白果30克　莲子50克　乌鸡1只　盐5克

【制作过程】❶将乌鸡洗净，剁块，汆烫后捞出冲净；白果、莲子洗净。❷将乌鸡放入锅中，加水没过，大火煮开后，转小火煮20分钟。❸加入白果、莲子，续煮15分钟，加盐调味即成。

【功能效用】本品具有滋阴补肾、缩尿固精、健脾养胃的功效，可用于小儿遗尿、妇女带下过多、男子遗精滑泄等症。

荠菜四鲜宝

杏仁30克　白芍15克
荠菜50克　虾仁100克

【制作过程】❶杏仁、白芍、荠菜、虾仁均洗净，切丁。❷将虾仁入四成热油中滑炒备用。❸锅中加入清水，将杏仁、白芍、荠菜、虾仁放入锅中煮熟，再调味即可。

【功能效用】杏仁具有润肺止咳、通便、美容的功效。本品具有宣肺止咳、敛阴止痛、疏肝健脾的功效。

松子炒丝瓜

丝瓜300克　胡萝卜50克　松子50克

植物油10克　盐适量　鸡精适量

【制作过程】❶丝瓜去皮洗净，切块；胡萝卜洗净，切片；松子洗净备用。❷锅中下入植物油烧热，入松子炒香后，放入丝瓜、胡萝卜一起翻炒。❸加盐、鸡精调味，装盘即可。

【功能效用】本品能降血糖、清热解毒、润肠通便，糖尿病患者可常食；还能有效预防便秘，缓解口渴多饮的症状。

莲子百合黑豆汤

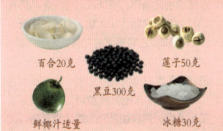

百合20克　莲子50克
黑豆300克
鲜椰汁适量　冰糖30克

【制作过程】❶将莲子用滚水浸半小时，再煲煮15分钟，捞出冲洗；百合浸泡，洗净；黑豆洗净，用滚水浸泡1小时以上。❷水烧滚，下黑豆，用大火煲0.5小时；下莲子、百合，中火煲45分钟，再改慢火煲1小时。❸下冰糖，待溶化后入椰汁即成。

【功能效用】本品具有滋阴润肺、养心安神、美白养颜的功效。

山药杏仁糊

山药粉2大匙　杏仁适量

鲜奶200毫升　白糖少许

【制作过程】❶杏仁去皮研成粉；将鲜奶倒入锅中，以小火煮开倒入山药粉与杏仁粉，并加白糖调味；边煮边搅拌，以免烧焦。❷煮至汤汁成糊状即成。

【功能效用】山药补肺益肾，杏仁润肺止咳。二者同食，可以起到润肺止咳、益肾的功效，适用于肺虚久咳、脾虚体弱等症。

补肾养肾食疗方

肾为先天之本，主管着人体生长发育、衰老死亡的全过程。《黄帝内经》说："肾者，作强之官。"肾主藏精，主水液代谢，主纳气。根据中医"五色归五脏"的说法，黑色食物或药物对肾脏具有滋补作用，如黑芝麻、黑豆、黑米等。此外，海参、核桃、羊肉、板栗、韭菜、西葫芦、荸荠也是很好的养肾食物。

熟地当归鸡

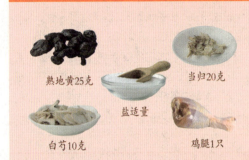

熟地黄25克　当归20克　盐适量　白芍10克　鸡腿1只

【制作过程】❶鸡腿洗净剁块，放入沸水氽烫，捞起冲净；药材用清水快速冲净。❷将鸡腿和所有药材放入炖锅中，加水6碗；以大火煮开，再转小火续炖30分钟。❸起锅后，加盐调味即成。

【功能效用】本品能养血补虚，适合各种原因引起的贫血患者食用。此外，老年人也可经常食用，既能补血又能滋肾。

姜片海参炖鸡汤

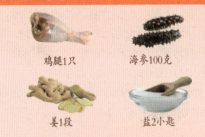

鸡腿1只　海参100克　姜1段　盐2小匙

【制作过程】❶鸡腿洗净切块，放入沸水氽烫，捞起备用；姜切片。❷海参自腹部切开，洗净腔肠，切大块，氽烫，捞起。❸锅中加6碗水煮开，加入鸡腿煮沸；转小火炖约20分钟，再加入海参续炖5分钟，加盐调味即成。

【功能效用】本品补肾益精、养血润燥、益气补虚，常食能预防心脑血管疾病，如高血压、冠心病、动脉硬化等。

葱烧海参

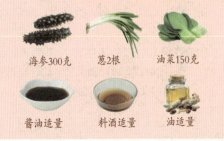

海参300克　葱2根　油菜150克　酱油适量　料酒适量　油适量

【制作过程】❶海参洗净切条；油菜洗净，葱切段。❷起锅，加入油烧热，放入海参翻炒片刻，加酱油、料酒调味，加适量清水烧一会儿；待汤汁变浓，放入葱段，装盘。❸锅加水烧开，放入油菜焯熟，捞出摆盘即可。

【功能效用】本品益气补虚、养血益精、滋阴润燥，能防止动脉硬化。

螺肉煲西葫芦

螺肉200克

香附10克

西葫芦250克

丹参10克

【制作过程】❶将螺肉用盐反复搓洗干净；西葫芦洗净切方块备用；香附、丹参洗净，煎取药汁，去渣备用。❷净锅上火，倒入高汤，下入西葫芦、螺肉，大火煮开后，转小火煲至熟。❸倒入药汁，煮沸后依据个人口味调入盐即可。

【功能效用】此汤可清热解毒、利尿消肿、凉血活血、行气疏肝、滋阴补肾。

猪肠核桃仁汤

猪大肠200克　核桃仁60克　熟地黄30克　红枣10枚

姜丝适量　葱末适量　料酒适量　盐适量

【制作过程】❶猪大肠反复漂洗干净，入沸水中焯2～3分钟，捞出切块；核桃仁捣碎。❷红枣洗净，备用；熟地黄用干净纱布袋包好。❸锅内加水适量，放入猪大肠、核桃仁、纱布袋、红枣、姜丝、葱末、料酒，大火烧开；改文火煮40～50分钟，拣出纱布袋，调入盐即成。

【功能效用】本品可滋补肝肾，强健筋骨。

五灵脂红花炖鱿鱼

五灵脂9克　鱿鱼200克　红花6克

绍酒适量　姜丝适量　葱末适量　盐适量

【制作过程】❶五灵脂、红花洗净；鱿鱼洗净，切块；姜洗净切丝；葱末适量。❷把鱿鱼放在蒸盆内，加入盐、绍酒、姜、葱、五灵脂和红花，注入清水150克。❸将蒸盆置于蒸笼内，用武火蒸35分钟即成。

【功能效用】本品具有活血化瘀、消肿止痛的功效，可用于血瘀型心绞痛、痛经、月经不调等症。

田七郁金蒸乌鸡

田七6克　郁金9克　乌鸡500克　绍酒10克

蒜片10克　姜片5克　葱段5克　 盐5克

【制作过程】❶田七洗净，打碎；郁金洗净润透，切片；乌鸡洗净，切块。❷将鸡块放入蒸盆内，加入姜片、葱段、蒜片、绍酒、盐、田七和郁金，再加入300克清水。❸将蒸盆置于蒸笼内，用武火蒸50分钟即可，如果想让鸡肉软烂可以适当多蒸10分钟。

【功能效用】本品具有补气血、祛瘀血、消腹水等功效。

杜仲羊肉萝卜汤

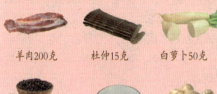
羊肉200克　杜仲15克　白萝卜50克
胡椒粉适量　料酒适量　姜片适量

【制作过程】❶羊肉洗净，切块，氽去血水；白萝卜洗净，切块。❷将杜仲同羊肉、羊骨汤、白萝卜、料酒、胡椒粉、姜片一起下锅，加水烧沸后改小火炖1小时，再加调料调味即可。

【功能效用】杜仲有益肝肾、壮筋骨的功效。本品能补肝肾、强筋骨，对肾虚腰痛、畏寒怕冷、筋骨无力、阳痿、精冷不固、小便频数等均有食疗作用。

杜仲艾叶鸡蛋汤

杜仲25克　鸡蛋2个　艾叶20克
盐5克　　　　　　生姜丝少量

【制作过程】❶杜仲、艾叶分别用清水洗净。❷将鸡蛋打入碗中，搅成蛋浆，再加入洗净的姜丝，倒入油锅内煎成蛋饼，捞出切成块。❸将以上材料放入煲内，加适量水，猛火煲至滚；再改中火续煲2小时，出锅前加盐调味即可。

【功能效用】本品能补肝肾、理气安胎，可用于妊娠漏血、胎漏欲堕、胎动不安。

莲子百合排骨汤

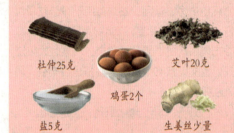
莲子50克　百合50克　枸杞子15克
猪排500克　米酒适量　盐适量

【制作过程】❶将猪排洗净，放入沸水中氽去血水，捞出备用。❷将莲子和百合一起洗净，莲子去心，百合掰成瓣，备用。❸将除盐、枸杞子外的所有材料一同放入锅中，炖煮至猪排完全熟烂，起锅前放入枸杞子、盐调味即可。

【功能效用】本品具有健脾益气、安神定志、滋润肌肤等功效，常食可改善皮肤干燥、粗糙等症。

栗子羊肉汤

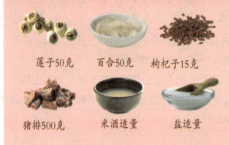
枸杞子20克　羊肉150克　板栗30克
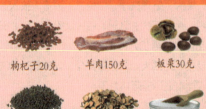
吴茱萸10克　桂枝10克　盐5克

【制作过程】❶将羊肉洗净，切块；板栗去壳，洗净切块；枸杞子洗净，备用。❷吴茱萸、桂枝洗净，煎取药汁备用。❸锅内加适量水，放入羊肉块、板栗块、枸杞子，大火烧沸；改文火煮20分钟，再倒入药汁，续煮10分钟，调入盐即成。

【功能效用】本品能暖胃散寒、温经通络，对肝肾不足、畏寒怕冷者有较好疗效。

菟丝子大米粥

菟丝子8克

大米100克

白糖4克

葱花5克

【制作过程】❶大米淘洗干净，置于冷水中浸泡半小时，捞出沥干水分，备用；菟丝子洗净。❷锅置火上，倒入清水，放入大米，以大火煮至米粒开花。❸加入菟丝子煮至浓稠状，撒上葱花，调入白糖拌匀即可。

【功能效用】此粥有补肝肾、益精髓、养肌、坚筋骨、益气力之功效。

板栗桂圆粥

桂圆肉20克　大米90克　玉竹20克
板栗20克　白糖适量

【制作过程】❶板栗去壳、去皮洗净，切碎；桂圆肉、玉竹洗净；大米泡发洗净。❷锅置火上，注入清水，放入大米，用旺火煮至米粒开花。❸放入板栗、桂圆肉、玉竹，用中火煮至熟后，放入白糖调味即可。

【功能效用】桂圆有补血安神、健脑益智、补脾养心、滋补强身的功效。此粥能补肾强腰、补益心脾、养血安神、润肤美容。

韭菜牛肉粥

韭菜35克　牛肉80克　红椒20克　大米100克

盐3克　味精2克　胡椒粉3克　姜末适量

【制作过程】❶韭菜洗净，切段；大米淘净，泡好；牛肉洗净，切片；红椒洗净，切圈。❷将大米放入锅中，加适量清水，大火烧开；下入牛肉和姜末，转中火熬煮至粥将成。❸放入韭菜、红椒，待粥熬至浓稠，加盐、味精、胡椒粉调味即可。

【功能效用】本粥能补肾温阳、益肝健胃、提高免疫力，适合体质虚弱者食用。

山药鹿茸山楂粥

山药30克　鹿茸适量　山楂少许

大米100克　盐2克　味精少许

【制作过程】❶山药去皮，洗净切块；大米洗净；山楂洗净切丝。❷鹿茸入锅，加水熬煮取汁。❸锅内加水，放入大米，用大火煮至米粒绽开；再放入山药、山楂同煮。❹倒入熬好的鹿茸汁，改小火煮至闻见粥的香味时，放入盐、味精调味即成。

【功能效用】此粥补精髓、益肾阳、强筋健骨，可治疗肾虚阳痿、滑精早泄。

虫草炖甲鱼

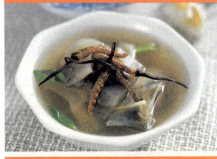

【材料准备】甲鱼1只，冬虫夏草5克，紫苏10克，料酒、盐、葱、姜各适量。

【制作过程】❶甲鱼收拾干净，切块；姜洗净，切片；葱切段；冬虫夏草、紫苏分别洗净，备用。❷将甲鱼放入砂锅中，上放冬虫夏草、紫苏，加料酒、盐、葱段、姜片炖2小时即成。

【功能效用】本品具有益气补虚、养肺补心的功效。

虫草炖雄鸭

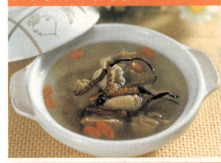

【材料准备】冬虫夏草5克，雄鸭1只，姜片、葱花、陈皮末、枸杞子、胡椒粉、盐、味精各适量。

【制作过程】❶将冬虫夏草、枸杞子用温水洗净。❷雄鸭收拾干净，斩块，汆去血水，捞出备用。❸将鸭块与冬虫夏草、枸杞子用大火煮开，再改小火炖软；加入姜片、葱花、陈皮末、胡椒粉、盐、味精调味即成。

【功能效用】本品具有益气补虚、补肾强身的作用。

首乌黄精肝片汤

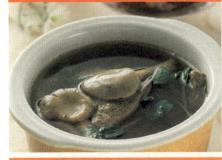

【材料准备】何首乌10克，黄精5克，猪肝200克，胡萝卜1根，鲍鱼菇6片，葱1根，姜1小块，豆苗少许，盐适量。

【制作过程】❶将药材和食材均洗净；胡萝卜切块，猪肝切片，豆苗、葱切段；将何首乌、黄精煎水，去渣留汁。❷猪肝汆去血水。❸将药汁煮开，放入所有食材，加盐煮熟即成。

【功能效用】此汤可补肾养肝、乌发防脱、补益精血。

茸杞红枣鹌鹑汤

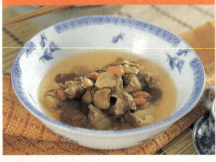

【材料准备】鹿茸3克，枸杞子30克，红枣5枚，鹌鹑2只，盐适量。

【制作过程】❶鹿茸、枸杞子洗净；红枣浸软，洗净，去核。❷将鹌鹑宰杀，去毛及内脏，洗净斩大块，汆水。❸将除盐外的其余材料放入炖盅内，加适量清水，隔水以小火炖2小时，再加盐调味即可。

【功能效用】此汤具有补肾养巢、延年益寿的功效。

第三章

不同人群食疗方
——吃出身体好状态

适合青少年的食疗方

提高记忆力的食疗方

陈皮核桃粥

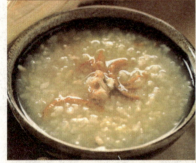

【材料准备】粳米150克，陈皮6克，核桃仁20克，冰糖10克，色拉油5克，清水1500毫升。

【制作过程】❶粳米淘洗干净，用水浸泡半小时，沥干水分备用。❷陈皮用温水润透，切丝。❸核桃仁用色拉油炸香，捞起放入碗中备用。❹将粳米放入锅内，加入1500毫升清水，置旺火上烧沸；再改小火熬煮至八成熟，加入陈皮丝、核桃仁、冰糖搅匀；继续煮至粳米软烂即可盛起食用。

【功能效用】本方能提高记忆力，安神益智。

红豆花生红枣粥

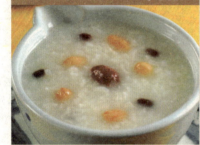

【材料准备】粳米100克，红豆50克，花生仁50克，红枣5颗，白糖10克，清水1500毫升。

【制作过程】❶将红豆、花生仁洗净，用水浸泡回软。❷红枣洗净，剔去枣核。❸粳米淘洗干净，用水浸泡半小时，捞出，沥干水分。❹锅中加入1500毫升清水，放入红豆、花生仁、粳米，旺火煮沸；加入红枣，改小火慢熬至粥成，以白糖调味即可。

【功能效用】本品补钙补血，健脑益智，可提高记忆力。

鸡蛋木耳粥

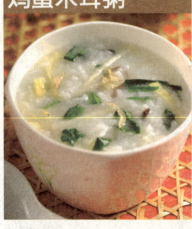

【材料准备】粳米100克，鸡蛋2个，黑木耳30克，菠菜20克，黄豆芽15克，海米10克，姜末5克，盐、味精各1克，高汤500毫升，清水适量。

【制作过程】❶粳米洗净泡好，放入锅中，加入适量清水；锅置火上，先用旺火烧沸后，再改小火慢煮成稀粥，盛出备用。❷鸡蛋摊成蛋皮，切丝；海米洗净，泡发回软备用。❸木耳用冷水泡发回软，择洗干净；黄豆芽、菠菜分别洗净。❹锅中加入高汤烧沸；下入盐、味精和姜末，再下入稀粥、蛋皮丝、黑木耳、黄豆芽、海米、菠菜等食材，煮沸离火即可盛起食用。

【功能效用】本品可补脑益智，提高记忆力。

虾仁蜜桃粥

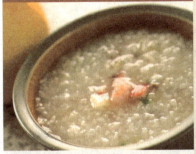

【材料准备】粳米100克,虾仁30克,水蜜桃半个,苹果半个,黄瓜1根,奶油球2个,盐1克,白糖3克,清水1000毫升。

【制作过程】❶将水蜜桃、苹果去核,切成丁;黄瓜洗净,切丁。❷虾仁去肠泥,洗净。❸粳米洗净,用冷水泡好,再放入锅中,加入1000毫升清水,用旺火烧沸,改小火煮至成粥。❹将虾仁、水果丁放入粥中;煮至虾仁熟透,加入奶油球、盐、白糖调味即可。

【功能效用】本品可促进大脑微循环,增强记忆功能。

桂圆肉益智鸽蛋汤

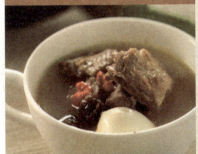

【材料准备】桂圆肉50克,益智仁10克,枸杞子50克,陈皮1块,鸽蛋4个,乳鸽1只,盐少许。

【制作过程】❶将乳鸽洗净,去毛、内脏;桂圆肉、益智仁、枸杞子和陈皮分别浸洗干净;鸽蛋隔水蒸熟,去壳。❷瓦煲内加入适量清水,先用文火煲至水开,然后放入所有材料;待水再滚起,改用中火继续煲3小时左右,再以少许盐调味即可佐膳食用。

【功能效用】本品可补脾强心,益气养血,改善健忘。

人参鸡菇汤

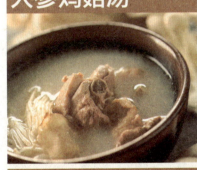

【材料准备】母鸡1只,人参15克,金针菇25克,料酒、盐少许。

【制作过程】❶将母鸡去毛及内脏后洗净;人参洗净,装鸡腹内;金针菇清洗干净。❷将母鸡及金针菇一同放入大砂锅内,加水、料酒及盐,用武火煮沸,再改文火煨至鸡肉酥烂即可。

【功能效用】本品能增强反应能力,提高记忆力和注意力。

金针章鱼萝卜汤

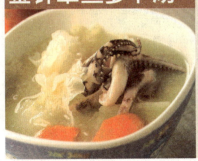

【材料准备】金针菇19克,银耳19克,章鱼干75克,猪瘦肉300克,青萝卜250克,胡萝卜300克,姜2片,盐适量。

【制作过程】❶金针菇和银耳用水浸片刻,清洗干净;章鱼干用水浸软后,洗净切条。❷猪瘦肉入水汆烫后洗净。❸青萝卜和胡萝卜去皮,洗净,切厚块。❹煲滚适量水,放入除盐外的所有材料,水滚后改文火煲约2小时,下盐调味即成。

【功能效用】本品能补脑健脑,调节血液酸碱度。

缓解考试紧张的食疗方

冰糖绿豆苋菜粥

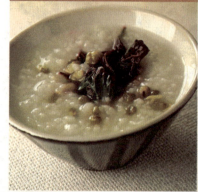

【材料准备】粳米100克,绿豆、苋菜各50克,冰糖10克,清水1500毫升。

【制作过程】❶将绿豆、粳米淘洗干净,绿豆在水中浸泡3小时,粳米浸泡半小时,捞起,沥干水分。❷苋菜洗净,切成5厘米的段。❸锅中加入1500毫升清水,将绿豆、粳米依次放入,置旺火上烧沸;改小火熬煮40分钟,加入苋菜段、冰糖;再继续煮10分钟即可盛起食用。

【功能效用】本品具有清暑解热、除烦止渴、缓解紧张情绪的功效。

杨梅绿豆粥

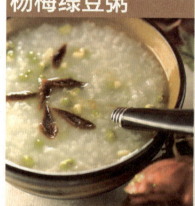

【材料准备】糯米150克,绿豆50克,杨梅10颗,白糖15克,清水2000毫升。

【制作过程】❶将糯米、绿豆淘洗干净,用水浸泡3小时,捞出,沥干水分。❷杨梅漂洗干净。❸锅中加入2000毫升清水,将糯米和绿豆一同放入,先用旺火烧沸,再改小火煮至米开花、豆烂,最后加入杨梅、白糖搅拌均匀,盛入碗中即可。

【功能效用】杨梅具有生津止渴、抑菌消炎、止泻、除湿、利尿的功效。此粥能清热解毒,生津止渴,降低血压,缓解紧张情绪。

八宝莲子粥

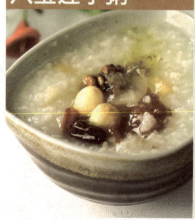

【材料准备】糯米150克,鲜莲子100克,青梅、核桃仁各30克,小枣40克,瓜子仁20克,海棠脯50克,金糕50克,白葡萄干20克,白糖150克,糖桂花30克,清水2000毫升。

【制作过程】❶糯米洗净,放入锅中,加入2000毫升清水,煮成粥。❷小枣用温水浸泡1小时,洗净;莲子去皮,去心,与小枣一同上笼蒸半小时。❸核桃仁用开水发开,剥去黄皮,切成小块;青梅切成丝;瓜子仁、白葡萄干洗净;海棠脯切成薄片;金糕切成丁。❹白糖加水和糖桂花调成汁。❺将制成的所有辅料摆在粥面上,入冰箱冷却,食用时淋上糖桂花汁即可。

【功能效用】本品能补充营养,清热除烦,缓解紧张情绪。

佛手柑粥

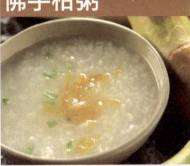

【材料准备】粳米100克,佛手柑30克,白糖5克,清水1000毫升。

【制作过程】❶佛手柑洗净。❷粳米淘洗干净,用水浸泡半小时,捞出,沥干水分。❸取锅加入1000毫升清水,加入佛手柑;煮沸约5分钟,滤去佛手柑;将粳米放入汁中,用旺火煮开;再改小火熬煮成粥,以白糖调好味后,稍焖片刻即可盛起食用。

【功能效用】本品能杀菌抗病,缓和沮丧、紧张情绪。

南瓜牛肉汤

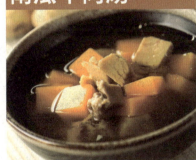

【材料准备】南瓜250克,牛肉125克,盐适量,清水1000毫升。

【制作过程】❶将南瓜削皮,洗净,切成3厘米左右的方块。❷将牛肉剔去筋膜,洗净,切成2厘米大小的块,在沸水锅中焯一下捞出。❸牛肉入锅,加入清水1000毫升,置武火上煮沸后,加入南瓜;再以文火煮约2小时,待牛肉烂熟后加少许盐调味即成。

【功能效用】本品可补充营养,清热除烦,缓解紧张情绪。

人参当归猪心汤

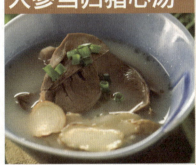

【材料准备】人参3克,当归5克,猪心1个,葱花2克,盐少许。

【制作过程】❶将人参、当归分别研成粗末,装入剖开洗净的猪心内。❷将猪心放在砂锅中,加适量水,用文火炖熟,再入盐、葱花调味即可。

【功能效用】猪心具有营养血液、养心安神的作用,对心虚多汗、惊悸恍惚有一定的疗效。本品具有镇静、催眠的作用,可缓解紧张情绪。

当归天麻羊脑汤

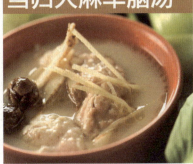

【材料准备】当归20克,天麻30克,桂圆肉20克,羊脑2副,生姜3片,盐5克,热水500毫升。

【制作过程】❶将当归、天麻、桂圆肉洗净,浸泡。❷将羊脑轻轻放入清水中漂洗,去除表面黏液,撕去表面黏膜,用牙签或镊子挑去血丝、筋膜,洗净后再用漏勺装着放入沸水中,稍烫即捞起。❸将以上原料与姜片置于炖盅内,注入热水500毫升,加盖,隔水炖3小时,再加盐调味即可。虚寒者可加少许黄酒调服。

【功能效用】清热解毒,生津止渴,降血压。

提高视力的食疗方

桂圆枸杞子粥

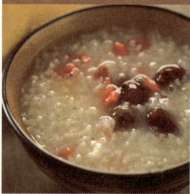

【材料准备】粳米100克,桂圆肉15克,枸杞子10克,红枣4颗,冰糖10克,清水1000毫升。

【制作过程】❶将粳米淘洗干净,用水浸泡半小时,捞出,沥干水分。❷枸杞子用温水泡至回软,洗净捞出,沥干水分;红枣洗净,去核;桂圆肉洗净。❸锅中加入1000毫升清水,将粳米放入,烧沸10分钟后下入桂圆肉、枸杞子、红枣,转小火熬煮。❹粥变稠时下入冰糖,再稍焖片刻即可盛出食用。

【功能效用】本品滋阴润燥、清肝明目,能够治疗结膜炎。

南瓜百合粥

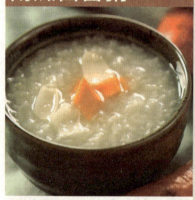

【材料准备】粳米100克,南瓜150克,百合75克,盐1克,味精1克,清水适量。

【制作过程】❶将粳米淘洗干净,用水浸泡半小时,捞出,沥干水分。❷南瓜去皮、瓤,洗净切块。❸百合去皮,洗净切瓣,焯水烫透,捞出,沥干水分。❹锅中加入适量清水,将粳米放入,用旺火烧沸;再下入南瓜块,转小火煮约半小时;下入百合及盐、味精,煮至粥稠即可盛出食用。

【功能效用】南瓜为补脾胃、益气血的佳品。本粥能清肝明目,防治夜盲症。

猪肝绿豆粥

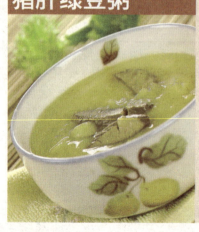

【材料准备】粳米100克,猪肝尖150克,绿豆50克,葱末3克,料酒5克,盐2克,味精1克,香油4克,清水1500毫升。

【制作过程】❶将猪肝尖洗净,切成薄片,放入碗内,加入料酒、葱末、盐拌腌。❷绿豆淘洗干净,用水浸泡3小时,粳米淘洗干净,用水浸泡半小时,各自捞出,沥干水分。❸锅中加入1500毫升清水,加入绿豆,用旺火煮沸;加入粳米,搅拌几下,再改用小火熬煮;粥将成时加入猪肝尖片,用旺火煮两三沸,以盐、味精调味,淋上香油即可盛出食用。

【功能效用】本品可清热消暑,养血益气,补肾健脾,滋肝明目。

促进骨骼发育食疗方

鲮鱼黄豆粥

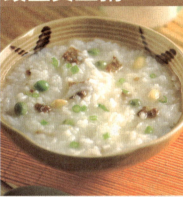

【材料准备】粳米150克,鲮鱼(罐头)100克,黄豆50克,豌豆粒20克,葱末3克,姜末2克,盐1.5克,味精、胡椒粉各1克,清水2000毫升。

【制作过程】❶黄豆洗净,浸泡3小时,捞出,用沸水焯烫,除去豆腥味。❷粳米洗净,用水浸泡半小时,捞出,沥干水分。❸豌豆粒洗净,焯水烫透备用。❹锅中放入粳米、黄豆和2000毫升清水,上旺火煮沸;转小火慢煮1小时,待粥黏稠时,下入鲮鱼、豌豆粒及盐、味精、胡椒粉,搅拌均匀,撒上葱、姜末,出锅装碗即可。

【功能效用】本品可补钙益智,促进骨骼发育。

花生猪骨粥

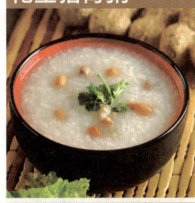

【材料准备】粳米100克,花生仁100克,猪骨300克,香菜50克,猪油20克,胡椒粉2克,香油5克,盐3克,水适量。

【制作过程】❶粳米淘洗干净。❷猪骨洗净,斩断成小块。❸花生仁用开水浸泡20分钟,剥去红衣;香菜择洗干净,切成段。❹锅置火上,放入猪骨、猪油和适量水,用旺火烧沸后,继续煮1小时;至汤色变白时,捞出猪骨,下粳米和花生仁,用旺火烧沸,再改小火煮45分钟。❺煮至米粒开花、花生仁酥软时,放盐搅拌均匀,淋入香油,撒上胡椒粉、香菜段即可。

【功能效用】本品可补钙壮骨,促进骨骼发育。

鸡肉白薯粥

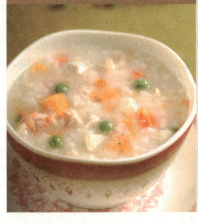

【材料准备】粳米100克,白薯200克,鸡肉75克,豌豆粒30克,胡萝卜30克,海米20克,荸荠3个,蒜2个,盐2克,胡椒粉1.5克,味精1克,清水1500毫升。

【制作过程】❶鸡肉洗净,切成粒;荸荠洗净去皮,切成粒;白薯、胡萝卜洗净切粒。❷海米洗净,泡发回软;蒜捣碎备用。❸坐锅起油,下入蒜和海米爆香。❹锅内加入1500毫升清水,放入粳米,用旺火煮沸;下入鸡肉粒、白薯粒和胡萝卜粒,用小火熬煮约半小时。❺加入豌豆粒和荸荠粒,再烧沸一会儿,加盐、胡椒粉、味精调好味即可盛出食用。

【功能效用】本品可补血补钙,强筋壮骨,促进儿童生长发育。

防止肥胖食疗方

竹荪玉笋粥

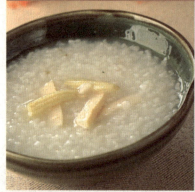

【材料准备】粳米100克,竹荪50克,玉米笋(罐装)75克,盐1克,味精1.5克,清水1000毫升。

【制作过程】❶粳米淘洗干净,用水浸泡半小时,捞出,沥干水分。❷竹荪用温水泡至回软,清洗干净,改刀切段。❸玉米笋洗净,改刀切小段备用。❹锅中加入1000毫升清水,将粳米放入,先用旺火烧沸,再转小火慢煮。❺粥再次烧沸后,加入竹荪和玉米笋,用盐和味精调好味,搅拌均匀,再煮约20分钟即可盛出食用。

【功能效用】本品可减肥降脂,解暑清热,健脾止泻,提高免疫力。

山药羊肉粥

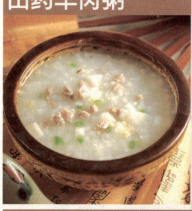

【材料准备】粳米100克,山药150克,羊肉50克,葱末3克,姜末2克,盐1.5克,胡椒粉1克,清水适量。

【制作过程】❶粳米淘洗干净,用水浸泡半小时,捞出,沥干水分。❷山药冲洗干净,刮去外皮,切成丁。❸羊肉漂洗干净,放入开水锅内煮至五成熟时捞出,切成丁。❹锅中放入清水、粳米,先用旺火煮开,再改小火熬煮;至粥将成时,加入羊肉丁、山药丁、葱末、姜末、盐;待数滚后,撒上胡椒粉即可盛出食用。

【功能效用】本品可润肠通便,抑制脂肪堆积,防止肥胖。

银耳绿豆粥

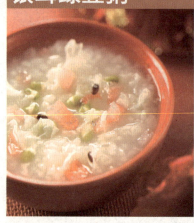

【材料准备】绿豆100克,银耳15克,粳米150克,西瓜半个,蜜桃1个,冰糖30克,清水适量。

【制作过程】❶绿豆淘洗干净,用水浸泡3小时;银耳用水浸泡回软,洗净撕小朵。❷西瓜去皮、籽,切块;蜜桃去核,切小块备用。❸锅中加入适量清水和泡好的绿豆、粳米,上旺火烧沸,转小火慢煮40分钟;再下入银耳及冰糖,搅匀煮约20分钟;下入西瓜块和蜜桃块,煮3分钟离火。❹待粥自然冷却后,装入碗中,用保鲜膜密封,放入冰箱冷冻20分钟即可食用。

【功能效用】本品可促进胃肠蠕动,抑制脂肪堆积,防止肥胖。

提高免疫力食疗方

陈皮牛肉蓉粥

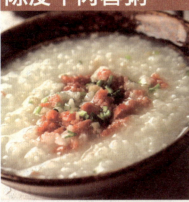

【材料准备】粳米150克,牛肉蓉200克,干米粉50克,陈皮1片,大头菜2片,香菜5克,葱末3克,盐2克,白糖5克,酱油15克,淀粉10克,色拉油3克,清水适量。

【制作过程】❶粳米洗净,浸泡半小时后,放入沸水锅内和陈皮同煮。❷牛肉蓉用淀粉、盐、白糖、色拉油、酱油抓匀。❸干米粉用烧沸的油炸香后,捞起备用。❹粥煮25分钟后,牛肉蓉下锅;再煮沸时加入香菜、葱末、大头菜碎和炸香的干米粉即可盛出食用。

【功能效用】本品益气止渴、强筋壮骨、滋养脾胃,可提高免疫力。

山药鸡蛋粥

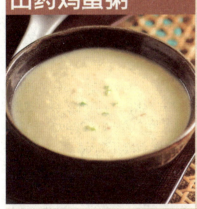

【材料准备】糯米粉100克,山药150克,鸡蛋3个,白糖15克,温水适量,清水1000毫升。

【制作过程】❶将糯米粉用温水搅拌成浆。❷山药去皮,洗净,剁碎。❸将鸡蛋打入碗内,捞出蛋黄,用水调匀。❹锅中加入1000毫升清水,放入山药末;煮沸两三次后将鸡蛋黄均匀加入;再次煮沸后,加入糯米粉浆调匀煮熟,然后加入白糖,搅拌均匀即可盛出食用。

【功能效用】本品具有较高的抗菌免疫活性,能增强人体防病抗病能力。

蜜饯胡萝卜粥

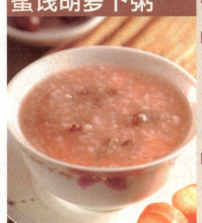

【材料准备】粳米100克,蜜饯50克,胡萝卜2根,冰糖15克,清水1000毫升。

【制作过程】❶粳米淘洗干净,用水浸泡半小时,捞出,沥干水分。❷胡萝卜洗净,加水用榨汁机打成胡萝卜汁备用。❸锅中加水1000毫升,将粳米放入,先用旺火烧沸,再转小火熬煮成粥。❹粥中加入胡萝卜汁,用旺火烧沸;再加入蜜饯及冰糖,转小火慢煮20分钟,至粥黏稠即可盛出食用。

【功能效用】本品具有增强机体免疫力的效用。

适合中年人的食疗方

防治贫血食疗方

猪血鱼片粥

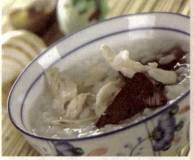

【材料准备】粳米100克,熟猪血300克,草鱼肉100克,干贝15克,腐竹20克,酱油10克,姜丝2克,盐1.5克。

【制作过程】❶粳米洗净,与腐竹、干贝一起放入沸水锅中,用小火同煮。❷熟猪血洗净,切成小方块。❸草鱼肉切成薄片,用酱油、姜丝拌匀。❹粥约煮40分钟后,将猪血、姜丝放入,加盐调味;烧沸后放入草鱼片,再烧沸时盛出即可。

【功能效用】本品补血、明目、润燥,可防治贫血。

黑芝麻甜奶粥

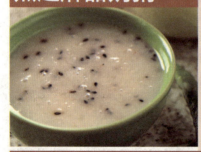

【材料准备】粳米100克,鲜牛奶250毫升,熟黑芝麻30克,白糖10克,清水1000毫升。

【制作过程】❶粳米洗净,用水浸泡半小时;捞出放入锅中,加入1000毫升清水,先用旺火烧沸,再改小火慢慢熬煮。❷粥将成时加入鲜牛奶,改中火烧沸;再加入白糖,最后撒上熟黑芝麻,出锅装碗即可。

【功能效用】本品可补血补钙,润肺益胃,安神益智,生津润肠。

黑芝麻红枣粥

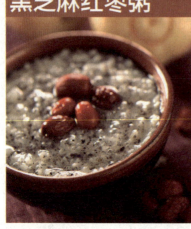

【材料准备】粳米150克,黑芝麻20克,红枣8颗,白糖30克,清水1500毫升。

【制作过程】❶黑芝麻下入锅中,用小火炒香,再研成粉末,备用。❷粳米淘洗干净,用水浸泡半小时,捞出,沥干水分;红枣洗净去核。❸锅中加入1500毫升清水,放入粳米和红枣,先用旺火烧沸,再改小火熬煮;待米粥烂熟,调入黑芝麻粉及白糖,再稍煮片刻即可盛出食用。

【功能效用】本品可养肤、乌发、补血、明目、补肝肾、祛风、润肠、生津、通乳。

大蓟粥

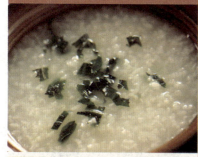

【材料准备】粳米、大蓟各100克，葱末3克，盐2克，味精1克，香油2克。

【制作过程】❶将大蓟择洗干净，入沸水焯一下，再用冷水浸去苦味，捞出切碎。❷粳米淘洗干净，用水浸泡半小时。❸砂锅中加入水、粳米，先用旺火煮沸，再改小火煮；至粥将成时加入大蓟，待滚，加盐、味精调味，撒上葱末，淋上香油即可食用。

【功能效用】本品清热解毒，活血散瘀，止血治带，适用于血热出血，如吐血、呕血、尿血及贫血等。

石榴花粥

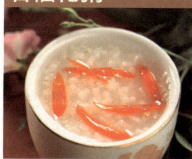

【材料准备】粳米100克，石榴花5朵，白糖60克。

【制作过程】❶将粳米淘洗干净，用水浸泡半小时，捞出。❷将石榴花掐下花瓣，择洗干净。❸锅中放入水、粳米，先用旺火煮开，再改小火熬煮；至粥将成时加入石榴花、白糖，再略煮片刻即可盛出食用。

【功能效用】本品可生血乌发，还可防治贫血、便血、脱肛、带下、崩漏、滑精、肠炎、细菌性痢疾。

红枣归圆猪皮汤

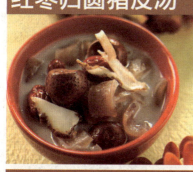

【材料准备】红枣15颗，猪皮500克，当归20克，桂圆肉30克，盐少许，清水2000毫升。

【制作过程】❶红枣去核，洗净；当归、桂圆肉洗净。❷先剔除黏附在猪皮上的脂肪，再切块，洗净，焯水。❸瓦煲内注入清水2000毫升，煮沸后加入以上用料；煲滚后改文火煲3小时，加盐调味即可。

【功能效用】本品具有润肤、补血、明目、润燥的功效，可防治贫血。

白果冬瓜汤

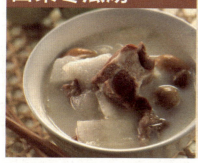

【材料准备】白果50克，冬瓜500克，猪棒骨500克，料酒10克，姜5克，葱10克，盐3克，味精2克，胡椒粉2克，清水2500毫升。

【制作过程】❶将白果去壳、去心，洗净；猪棒骨洗净，敲破；冬瓜洗净，连皮切成长条块；姜切片，葱切段。❷将白果仁、猪棒骨、冬瓜、料酒、姜、葱同放入炖锅内，加水2500毫升，武火烧沸；再改文火炖煮35分钟，加入盐、味精、胡椒粉调味即成。

【功能效用】本品可补血养心，补中安神。

增加食欲食疗方

黑米党参山楂粥

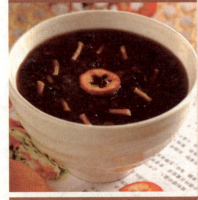

【材料准备】黑米100克,党参15克,山楂10克,冰糖10克,清水1200毫升。

【制作过程】❶黑米淘洗干净,用水浸泡3小时,捞起,沥干水分。❷党参洗净、切片;山楂洗净,去核切片。❸锅内加入1200毫升清水,将黑米、山楂片、党参片放入,先用旺火烧沸,再转小火煮45分钟;待米粥熟烂,调入冰糖(也可用红糖,口味会更香甜)即可盛出食用。

【功能效用】本品可增食欲,消食积,散瘀血,驱绦虫,止痢疾。

乌梅粥

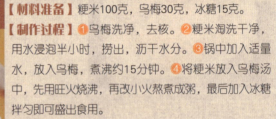

【材料准备】粳米100克,乌梅30克,冰糖15克。

【制作过程】❶乌梅洗净,去核。❷粳米淘洗干净,用水浸泡半小时,捞出,沥干水分。❸锅中加入适量水,放入乌梅,煮沸约15分钟。❹将粳米放入乌梅汤中,先用旺火烧沸,再改小火熬煮成粥,最后加入冰糖拌匀即可盛出食用。

【功能效用】乌梅适合虚热口渴、胃酸缺乏、消化不良、妊娠呕吐等病症患者食用。本品具有增加食欲、促进消化、消除炎症、杀菌止痢的功效。

梅干莲子粥

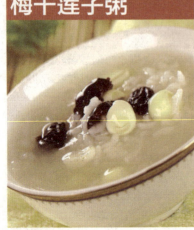

【材料准备】米饭100克,莲子50克,杨梅干12颗,鸡蛋1个,冰糖15克,朗姆酒5毫升。

【制作过程】❶莲子洗净,用水浸泡回软;杨梅干洗净。❷将鸡蛋打入碗中,用筷子打散。❸将米饭放入锅中,加入适量水,煮约20分钟成粥状后放入莲子、杨梅干,改小火煮至莲子变软。❹将鸡蛋液按顺时针方向淋入锅中,约10秒后用汤勺搅动;随即加入朗姆酒及冰糖,搅拌均匀即可盛出食用。也可以煮好后放在冰箱里当冰品吃,口感更好。

【功能效用】本品可增进食欲,润肠通便,降低血脂。

紫米红枣粥

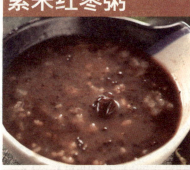

【材料准备】粳米30克,紫米50克,红枣8颗,冰糖50克,鲜奶油40克。

【制作过程】❶将紫米、粳米淘洗干净;紫米用水浸泡2小时,粳米浸泡半小时。❷红枣洗净去核,浸泡20分钟备用。❸将紫米、粳米、红枣放入锅中,加适量水,以旺火煮沸,再转小火慢熬45分钟;加入冰糖,继续煮2分钟至冰糖溶化,最后加入鲜奶油即可盛出食用。

【功能效用】本品可发汗解表,温中止呕,增加食欲。

荷叶冬瓜薏仁汤

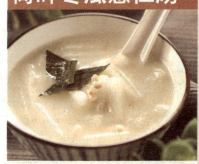

【材料准备】鲜荷叶半张,冬瓜500克,薏苡仁30克,盐、味精各3克。

【制作过程】❶荷叶洗净;冬瓜去皮,洗净,切成4厘米长、2厘米宽的块;薏苡仁淘洗干净。❷将薏苡仁、荷叶、冬瓜同放炖锅内,加水适量,置武火上烧沸;再改文火炖35分钟,除去荷叶,加入盐、味精调味即成。

【功能效用】本品可增食欲,消食积,益气健脾。

笋鸡银芽汤

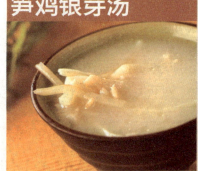

【材料准备】鸡胸骨架1副,竹笋50克,绿豆芽125克,老姜、葱花、盐、香油少许。

【制作过程】❶将鸡胸骨架、绿豆芽洗净,竹笋切丝,姜切片。❷锅里加水,煮沸后将姜片和鸡胸骨架投入煮20分钟左右;捞起鸡胸骨架,将上面的鸡肉撕成丝。❸把鸡胸骨架放回汤里,以文火续煮30分钟;再加入切好的笋丝和绿豆芽,炖煮约10分钟。❹加少许盐调味,把鸡肉丝放入汤里,再撒上葱花,淋些许香油即可。

【功能效用】本品能增加食欲,促进消化。

香菇鱼头汤

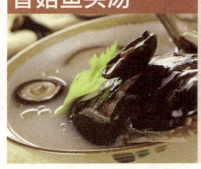

【材料准备】香菇30克,鱼头1个(500克),料酒10克,盐3克,味精2克,姜5克,葱10克,香油15克,清水1800毫升。

【制作过程】❶将香菇洗净,切成两半;鱼头洗净,去鳃,剁成4块;姜切片,葱切段。❷将香菇、鱼头、料酒、姜、葱同放炖锅内,加水1800毫升,置武火上烧沸;改文火煮30分钟,加入盐、味精、香油调味即成。

【功能效用】本品可发汗解表,温中止呕,增加食欲。

改善睡眠食疗方

玉竹冰糖粥

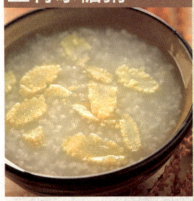

【材料准备】粳米100克,鲜玉竹60克,冰糖50克,玉米笋50克。

【制作过程】❶将鲜玉竹洗净,去除根须后切碎,再入锅加水煎煮,去渣取浓汁。❷粳米淘洗干净,用水浸泡半小时,捞出,沥干水分。❸玉米笋洗净,切成薄片。❹粳米、玉竹汁、玉米笋一同入锅,先用旺火烧沸;搅拌几下,再改小火熬煮成粥;然后放入冰糖,再稍煮片刻,即可盛出食用。

【功能效用】本品可滋阴润肺、生津止渴、养心安神、改善睡眠。

红豆莲子粥

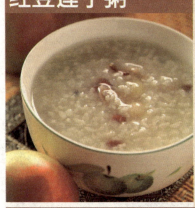

【材料准备】糯米50克,红豆40克,莲子20克,果糖15克。

【制作过程】❶糯米、红豆分别淘洗干净,用水浸泡2~3小时,捞出,沥干水分。❷莲子洗净,用水浸泡回软。❸锅中加入约1500毫升水,煮沸,将红豆、糯米、莲子依次放入;再次煮滚后转小火慢熬约2小时。❹见粥稠后,加入果糖,拌匀即可盛出食用。

【功能效用】本品可健脾和胃、养心安神,对于睡眠障碍、痔疮、脱肛、恶疮均有治疗功效。

芡实茯苓粥

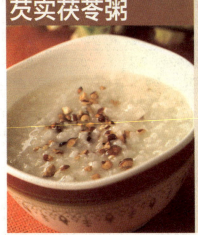

【材料准备】粳米100克,芡实粉、茯苓粉各50克,桂圆肉20克,盐1.5克。

【制作过程】❶将芡实粉、茯苓粉一同放入碗内,用温水调成糊。❷粳米淘洗干净,用水浸泡半小时,捞起,沥干水分。❸锅中加入约1200毫升水,将粳米、桂圆肉放入,用旺火烧沸;再缓缓倒入芡实茯苓糊,搅拌均匀,改小火熬煮。❹待米烂粥成,下入盐调好味,稍焖片刻即可盛起食用。

【功能效用】本品具有清热解毒、利尿通乳、消渴、安神助眠之功效。

抗疲劳食疗方

糯米花生麦粥

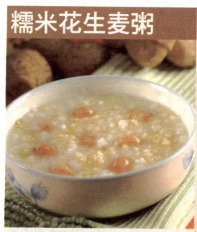

【材料准备】糯米100克,花生仁50克,小麦米50克,冰糖75克,清水1000毫升。

【制作过程】❶糯米、小麦米洗净,用水浸泡2～3小时,捞起,沥干水分。❷花生仁洗净,用水浸泡回软。❸锅中注入约1000毫升清水,将小麦米、花生仁放入,用旺火烧沸;然后加入糯米,改小火熬煮至熟。❹冰糖下入粥中,搅拌均匀,稍焖片刻即可盛出食用。

【功能效用】小麦有养心神、生津止汗、养心益肾、镇静益气的作用,能够减轻疲劳,预防心脏疾病。

角鱼干贝粥

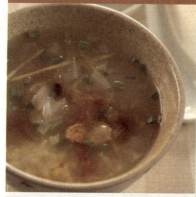

【材料准备】粳米200克,角鱼1条,干贝20克,盐2克,植物油8克,酱油6克,姜丝2克,葱末3克,清水2000毫升。

【制作过程】❶粳米洗净,沥干水分,放入少许盐、酱油拌腌。❷干贝浸开,撕成细条;角鱼洗净,鱼肉切片,加入酱油、植物油拌匀。❸锅中加入约2000毫升清水,将粳米、干贝放入,先用旺火烧沸,搅拌几下,再改小火熬煮成粥。❹在煮好的白粥里放入角鱼片,再稍煮片刻,撒上姜丝、葱末即可盛出食用。

【功能效用】本方可延年益寿、消除疲劳。

荔枝鸭粥

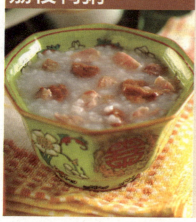

【材料准备】粳米100克,鸭1只,荔枝干50克,鲜荷叶1张,盐1.5克,酱油、料酒各5克,植物油20克。

【制作过程】❶粳米淘洗干净,用水浸泡半小时,捞出,沥干水分。❷先将鸭洗净,下沸水锅煮至半熟,捞出晾干,去骨;再将鸭肉切成薄片,加料酒、酱油拌匀。❸炒锅中放入植物油烧热,下鸭肉片、荔枝干,加入煮鸭原汤和盐,用中火煮半小时;再放入粳米,将荷叶盖在上面,一同煮熟即可。

【功能效用】本品有补肾、改善肝功能、加速毒素排出、促进细胞生成、抗疲劳的功效。

鹌鹑山药粥

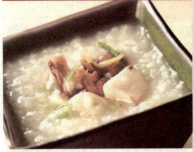

【材料准备】粳米100克，鹌鹑1只，山药50克，姜丝3克，葱末5克，盐2克。

【制作过程】❶山药洗净，去皮，切成丁。❷粳米淘洗干净，用水浸泡半小时，捞出，沥干水分。❸将鹌鹑去毛及内脏，洗净去骨，鹌鹑肉切成小碎块。❹将粳米、山药、鹌鹑肉同放锅内，加入清水，先用旺火烧沸，再改小火慢煮；至米烂肉熟时，加入姜丝、葱末、盐调味即可食用。

【功能效用】本品可养血益气，补肾壮阳，缓解疲劳。

茯苓鹌鹑蛋汤

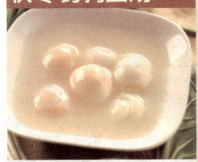

【材料准备】茯苓20克，鹌鹑蛋5颗，白糖15克，清水500毫升。

【制作过程】❶将茯苓研成细粉；鹌鹑蛋煮熟后，去壳备用。❷炖锅内加入清水500毫升，用中火烧沸；将茯苓粉边搅边倒入沸水中，同时加入鹌鹑蛋、白糖，熟透后即可。

【功能效用】本品对治疗体虚疲劳、肾虚水肿有很好的功效。

芝麻红枣甲鱼汤

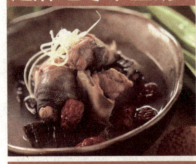

【材料准备】黑芝麻50克，红枣10颗，黑豆100克，甲鱼1只，生姜1片，盐少许。

【制作过程】❶甲鱼洗净，去内脏；将黑芝麻、黑豆放入锅中，不加油炒至豆衣裂开、黑芝麻出香味；红枣、生姜洗净，红枣去核，生姜去皮，切片。❷瓦煲中加水，用武火煲至水滚；再放入除盐外的其余材料；改中火继续煲3小时，加少许盐调味即可食用。

【功能效用】本品有补肾、加速毒素排出、促进细胞生成、抗疲劳的功效。

党参牛排汤

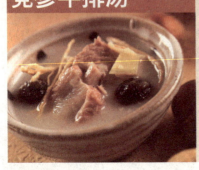

【材料准备】牛排100克，党参、桂圆肉各20克，姜1片，盐少许，蜜枣4颗。

【制作过程】❶将牛排洗净，切块。❷将党参、桂圆肉、生姜、蜜枣分别洗净。❸将上述材料一齐放入锅内，加适量水，武火煮沸后，改文火煲3小时，最后加盐调味即可。

【功能效用】本品温补肾阳，壮腰益精，缓解疲劳，用于治疗肾虚腰酸、阳痿遗精等。

缓解压力食疗方

猪肺薏仁粥

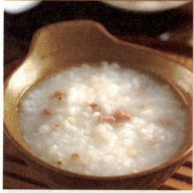

【材料准备】粳米100克,薏苡仁100克,猪肺100克,盐2克,清水2000毫升。

【制作过程】❶将猪肺反复冲洗干净,切成小块,用开水略烫后捞出;薏苡仁、粳米淘洗干净,薏苡仁用水浸泡5小时,粳米浸泡半小时,分别捞出,沥干水分。❷锅中加入约2000毫升清水,将薏苡仁、粳米放入,用旺火烧沸;放入猪肺块,然后改小火慢慢熬煮。❸粥将成时下入盐,搅拌均匀即可盛出食用。

【功能效用】本品能降低血中胆固醇及三酰甘油含量,可预防高脂血症、高血压、中风、心血管疾病。

荸荠海蜇粥

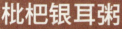

【材料准备】粳米100克,海蜇100克,荸荠4个,白砂糖15克,清水1000毫升。

【制作过程】❶粳米淘洗干净,用水浸泡半小时,捞出,沥干水分。❷海蜇反复漂洗干净,切成细丝。❸荸荠洗净,去皮切丁。❹锅中加入1000毫升清水,放入粳米,用旺火烧沸;加入海蜇丝、荸荠丁,再改小火慢慢熬煮。❺待粳米熟烂,下入白糖调味,再稍焖片刻即可盛出食用。

【功能效用】本品可软坚化痰,润肺清热,消积润肠,降血压,防止头痛,缓解精神压力。

枇杷银耳粥

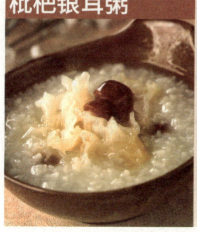

【材料准备】粳米100克,枇杷5颗,银耳30克,冰糖10克,蜜枣2颗。

【制作过程】❶粳米淘洗干净,用水浸泡,捞起,沥干水分。❷枇杷冲洗干净,撕去外皮,切成两半,剔去果核。❸银耳用温水浸泡发涨,择洗干净,撕成小朵。❹锅中加入水、银耳、粳米、蜜枣,用旺火煮沸后,改小火熬煮;粥将成时加入枇杷、冰糖,再煮两三沸即成。

【功能效用】本品滋阴润肺,养胃生津,安神明目,保湿除皱,可用于缓解压力。

翠衣甜粥

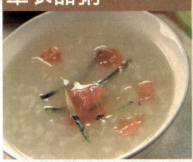

【材料准备】粳米100克，西瓜皮200克，冰糖30克，清水1000毫升。

【制作过程】❶将西瓜皮洗净，切细丝，用纱布绞出汁液。❷粳米淘洗干净，用水浸泡半小时，捞出，沥干水分。❸将粳米放入锅内，加入1000毫升清水，置旺火上烧沸；改小火煮45分钟后，放入西瓜皮汁及冰糖拌匀，再稍焖片刻即可盛出食用。

【功能效用】本品可滋阴润肺，理气安神，缓解压力。

哈密瓜银耳瘦肉汤

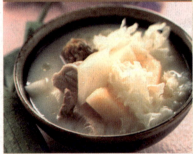

【材料准备】哈密瓜500克，银耳20克，猪瘦肉500克，蜜枣3颗，盐5克，清水1500毫升。

【制作过程】❶将哈密瓜去皮、瓤，洗净，切成小块；银耳泡发，去除根蒂部硬结，撕成小朵，洗净；蜜枣洗净；猪瘦肉洗净，切片焯水。❷将清水1500毫升放入瓦煲内，煮沸后加入以上用料；武火煲滚后改文火煲2小时，加盐调味即可。

【功能效用】本品可润肺清热，软坚化痰，消积润肠，降血压，防止头痛，缓解精神压力。

薏仁荷叶瘦肉汤

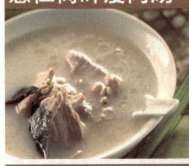

【材料准备】薏苡仁50克，鲜荷叶半张，猪瘦肉250克，料酒5克，盐、味精各3克。

【制作过程】❶将薏苡仁、鲜荷叶洗净；猪瘦肉清洗干净，切薄片。❷薏苡仁、荷叶同放锅内，加入适量水，置武火上烧沸；再改文火煮30分钟，除去荷叶，加入猪瘦肉、盐、味精煮熟即成。

【功能效用】本品可益气补虚，温中暖下，治虚劳羸瘦、腰膝疲软、产后虚冷、心内烦躁。

玉竹莲子老鸭汤

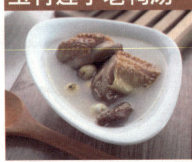

【材料准备】老鸭（收拾干净）1只，猪瘦肉188克，莲子38克，玉竹38克，薏苡仁19克，桂圆肉38克，姜2片，盐适量。

【制作过程】❶玉竹、薏苡仁和桂圆肉洗净，装入纱布袋中；莲子洗净；老鸭和猪瘦肉氽烫后冲洗干净。❷煲滚适量水，放入纱布袋、莲子、老鸭、猪瘦肉和姜片，水滚后改文火煲约150分钟，下盐调味即成。

【功能效用】本品可温补肾阳，壮腰益精，缓解压力。

适合老年人的食疗方

防治骨质疏松食疗方

玉米山药粥

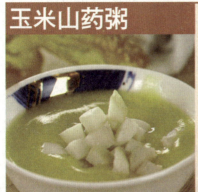

【材料准备】玉米粉100克，山药50克，冰糖10克，开水适量，清水1000毫升。

【制作过程】❶山药洗净，上笼蒸熟后，剥去外皮，切成小丁。❷玉米粉用开水调成稠糊。❸锅内加入1000毫升清水，以旺火烧沸；用竹筷缓缓拨入玉米糊，再改小火熬煮10分钟。❹山药丁入锅，与玉米糊同煮成粥，再加入冰糖调味即可盛出食用。

【功能效用】本品能补肝肾，益精血，抗骨折，适用于老年人虚羸、消渴、骨折、骨质疏松等。

红绿豆花生猪手汤

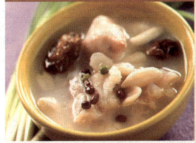

【材料准备】赤小豆30克，绿豆50克，花生50克，猪手500克，蜜枣3颗，盐3克，姜2片，清水2000毫升。

【制作过程】❶赤小豆、绿豆、花生浸泡1小时；蜜枣洗净。❷将猪手刮净，斩块，洗净，焯水；热锅放姜片，爆炒猪手5分钟。❸将清水2000毫升放入瓦煲内，煮沸后加入以上用料；武火煲滚后改文火煲3小时，加盐即可。

【功能效用】本品可补血补钙，益智健身。

荔枝山药粥

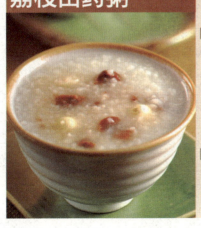

【材料准备】粳米150克，荔枝干50克，山药、莲子各10克，白糖15克，清水1500毫升。

【制作过程】❶粳米淘洗干净，用水浸泡半小时，捞出。❷山药洗净，去皮，捣成泥。❸莲子洗净，用水浸泡回软，除去莲心。❹锅中加入1500毫升清水，将荔枝干和粳米放入，用旺火煮沸；再下入山药泥和莲子，改小火熬煮成粥；最后下入白糖调好味，稍焖片刻即可盛出食用。

【功能效用】本品可舒筋活络，强筋健骨，适用于风湿疼痛、虚损、消渴、脾弱不运、痞积、水肿、腰膝酸软等。

鲜奶银耳乌鸡汤

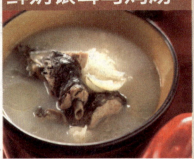

【材料准备】乌鸡1只,猪瘦肉250克,银耳20克,百合40克,鲜奶1杯,姜片、盐各4克,清水2000毫升。

【制作过程】❶银耳用水浸泡20分钟,清洗干净;百合洗净;乌鸡宰杀后去毛、内脏,斩块,氽烫后再冲洗干净;猪瘦肉洗净切片。❷烧滚适量水,下乌鸡块、猪瘦肉、银耳、百合和姜片,水滚后改文火煲约2小时;倒入鲜奶拌匀,续煮5分钟,下盐调味即成。

【功能效用】本品可补血填精,强壮筋骨,防治骨质疏松。

枸杞鱼头汤

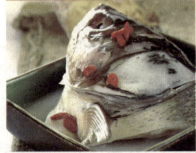

【材料准备】鱼头1个(500克),白芷10克,枸杞子15克,料酒10克,姜5克,葱10克,盐3克,味精2克,胡椒粉2克,香油20克,清水2800毫升。

【制作过程】❶将鱼头去鳃,洗净,剁成4块;白芷润透,切薄片;枸杞子去果柄、杂质,洗净;姜切片,葱切段。❷将鱼头、白芷、枸杞子、姜、葱、料酒同放炖锅内,加水2800毫升,武火烧沸;再改文火炖煮30分钟,加入盐、味精、胡椒粉、香油即成。

【功能效用】本品可补肝肾,益精血,强筋健骨。

红枣乌鸡雪蛤汤

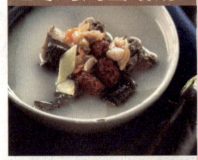

【材料准备】红枣10颗,乌鸡半只,雪蛤10克,生姜3片,鲜奶、盐少许,沸水600毫升。

【制作过程】❶雪蛤挑去杂质浸泡5小时,待充分膨胀后剔除深褐色丝筋,洗净。❷红枣去核,洗净;乌鸡去毛、内脏,洗净,斩块,焯水。❸将以上原料置于炖盅内,注入沸水600毫升,加盖;隔水炖4小时,倒入鲜奶,加盐调味即可。

【功能效用】本品补肝肾,益精血,强筋健骨,适用于虚羸,消渴,久疟,妇女血虚、经闭,恶疮等。

双丝银鱼羹

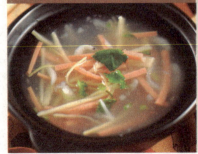

【材料准备】鲜银鱼250克,火腿丝、竹笋丝各50克,姜丝10克,蛋清2个,香菜末20克,鸡汤600毫升,盐、味精、色拉油、湿淀粉、香油、料酒各适量。

【制作过程】❶将鲜银鱼用水漂清。❷炒锅上火,放入色拉油烧热,投入姜丝煸炒;加入鸡汤、竹笋丝、火腿丝;待汤烧开后加入银鱼,下盐、味精、料酒调味。❸用湿淀粉勾芡,待芡熟后将蛋清徐徐倒入锅中。❹淋入少许香油,撒上香菜末即成。

【功能效用】本品可补肝肾,强筋健骨。

促进消化食疗方

花生杏仁粥

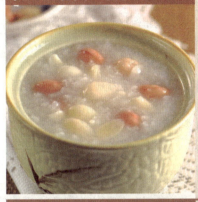

【材料准备】粳米200克,花生仁50克,杏仁25克,白糖20克,清水2500毫升。

【制作过程】❶花生仁洗净,用水浸泡回软;杏仁焯水烫透,备用。❷将粳米淘洗干净,浸泡半小时,沥干水分,放入锅中,加入2500毫升清水,用旺火煮沸;转小火,下入花生仁,煮约45分钟;再下入杏仁及白糖,搅拌均匀,煮15分钟,出锅装碗,待温热即可食用。

【功能效用】本品清热解毒,消胀满,化积滞,可治疗食积不化、腹胀、肠炎。

粳米姜粥

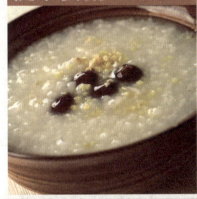

【材料准备】粳米200克,鲜生姜15克,红枣2颗,红糖15克,清水1500毫升。

【制作过程】❶粳米淘洗干净,用水浸泡半小时,捞起,沥干水分。❷鲜生姜去皮,剁成细末;红枣洗净,去核。❸锅中注入1500毫升清水,放入粳米,用旺火烧沸;放入姜末、红枣,转小火熬煮成粥;再下入红糖拌匀,稍焖片刻即可盛出食用。

【功能效用】本品补脾益胃,扶助正气,散寒通阳,能有效治疗吃寒凉食物过多引起的腹胀、腹痛、腹泻、呕吐等。

锅巴粥

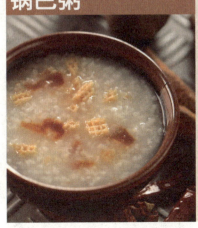

【材料准备】粳米100克,锅巴200克,干山楂片50克,白糖10克。

【制作过程】❶将锅巴掰碎,干山楂片洗净。❷粳米淘洗干净,用水浸泡半小时,捞出,沥干水分。❸锅中放入适量水、干山楂片、粳米,先用旺火煮开,再改小火熬煮;粥将成时加入锅巴,再略煮片刻,以白糖调味即可盛出食用。

【功能效用】锅巴有补气、健脾、开胃、消食、止泻的作用,尤其适合老年脾虚便溏、慢性腹泻、食欲不振者食用。本品能够温中健胃,促进肠胃蠕动,帮助消化。

润肠通便食疗方

五谷糙米粥

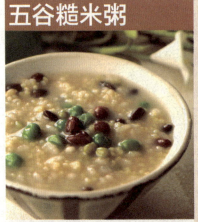

【材料准备】糙米50克,豌豆、红豆、黄豆、绿豆各30克,白糖10克,清水2000毫升。

【制作过程】❶前5种食材均淘洗干净,分别用水浸泡2~3小时,捞出,沥干水分。❷锅中加入2000毫升清水,将除白糖外的所有食材下入,先用旺火烧沸,然后转小火煮45分钟,边煮边搅拌。❸待所有食材软烂后熄火,加白糖调味,继续焖煮5分钟即可盛出食用。

【功能效用】此粥既能补充多种营养素,又能清理肠道、通便、降血压。如果将白糖换成蜂蜜,润肠通便的效果会更好。

燕麦粳米粥

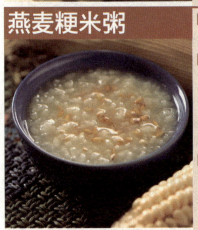

【材料准备】粳米100克,燕麦粉30克,白糖10克,清水1000毫升,冷开水适量。

【制作过程】❶粳米淘洗干净,用水浸泡半小时,捞起,沥干水分。❷将粳米放入锅内,加入1000毫升清水,先用旺火烧沸,然后改小火熬煮。❸粥熬至半熟时将燕麦粉用冷开水调匀,放入锅内,搅拌均匀;待粳米烂熟后加白糖调味。

【功能效用】燕麦可使人体摄入氨基酸的品种和数量更充足,提高氨基酸的利用率,营养更均衡,非常适合脾胃不佳、病后体虚者食用。本品具有清理肠道、通便、益智健脑、强筋壮骨的功效。

香茗粥

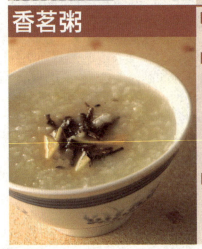

【材料准备】粳米100克,茶叶15克,姜2片,清水1000毫升。

【制作过程】❶先将茶叶用温水浸泡,然后滤去水。❷粳米淘洗干净,用水浸泡半小时,沥干水分备用。❸锅中加入少量水,将茶叶倒入煎煮,取浓汁备用。❹锅中加入1000毫升清水,将粳米、姜放入,先用旺火烧沸,再改小火熬煮;粥将成时加入浓茶汁,略煮即成。

【功能效用】本品适用于肠胃燥热、便秘或肠风致大便出血等症。

防治视力退化食疗方

枸杞叶羊肾粥

【材料准备】粳米150克,枸杞叶200克,羊肾1副,羊肉100克,葱白5克,清水2000毫升。

【制作过程】❶粳米淘洗干净,用水浸泡半小时,捞出,沥干水分。❷枸杞叶洗净,用纱布袋装好,扎紧;葱白洗净,切成细节。❸将羊肾洗净,去除臊腺、脂膜,切成细丁;羊肉洗净,切块焯水备用。❹锅中加入2000毫升清水,将粳米、羊肉、羊肾丁、枸杞叶一同放入,先用旺火烧沸,然后改小火熬煮;待米烂肉熟时取出药袋,加入葱白节,再稍焖片刻即可盛出食用。

【功能效用】本品滋阴、润燥,补肝肾,美容驻颜,适用于阴虚火旺、口干、肝肾虚损、视物不清、面色无华等。

鳗鱼粥

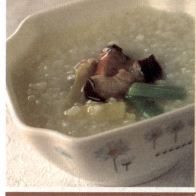

【材料准备】粳米150克,活鳗鱼1条(约500克),葱段10克,姜1片,料酒8克,盐2克,味精1.5克。

【制作过程】❶将鳗鱼处理干净,用热水略烫后,冲洗干净。❷粳米淘洗干净,用水浸泡半小时。❸锅中加入水、鳗鱼、葱段、姜片、料酒,煮至鳗鱼熟烂后捞出,拆肉去骨,放入碗内;鱼汤拣去葱段、姜片待用。❹另取一锅,加入适量水,烧沸后加入粳米、鱼汤;粥将成时加入鳗鱼肉,用盐、味精调味即可。

【功能效用】本品补中益气,养血平肝,明目,对急、慢性肝炎有很好的疗效。

桂圆栗子粥

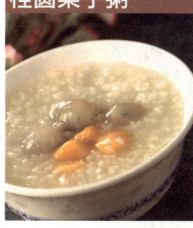

【材料准备】粳米100克,板栗10个,桂圆肉15克,白糖10克,清水1000毫升。

【制作过程】❶粳米淘洗干净,用水浸泡半小时,捞出,沥干水分。❷板栗剥壳后用温水浸泡3小时,去皮备用。❸锅中加入1000毫升清水,将粳米和板栗放入,先用旺火烧沸,然后转小火熬煮45分钟。❹桂圆肉和白糖入锅拌匀,续煮约10分钟,至粥稠即可盛出食用。

【功能效用】本品滋阴润燥,明目安神,养血壮阳,益脾开胃,润肤美容。

降压降脂食疗方

海带瘦肉粥

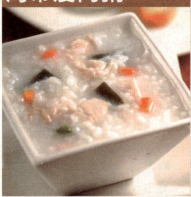

【材料准备】粳米200克,海带30克,猪瘦肉50克,胡萝卜1根,盐3克,胡椒粉1.5克,淀粉5克,料酒3克,味精2克,清水2000毫升。

【制作过程】❶海带泡发洗净,切块。❷粳米洗净,用水浸泡半小时。❸胡萝卜洗净去皮,切丁。❹猪瘦肉洗净,切片,加入淀粉、料酒、味精腌15分钟。❺锅中加入2000毫升清水,放入粳米,用旺火烧沸;下肉片、海带块、胡萝卜丁,再改小火煮至粳米熟烂;最后加入盐和胡椒粉拌匀即可盛出食用。

【功能效用】本品可理气开胃,降血压。

绿豆麦片粥

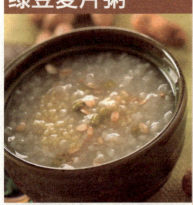

【材料准备】麦片60克,小米50克,糯米40克,绿豆100克,冰糖15克。

【制作过程】❶绿豆洗净,先用水浸泡2小时,再连水蒸2小时,取出备用。❷小米、糯米、麦片分别洗净,用水浸泡20分钟,再置于旺火上烧沸,然后改小火熬煮约45分钟。❸加入蒸好的绿豆汤和冰糖,将所有材料拌匀煮滚即可盛出食用。

【功能效用】燕麦片是很好的降脂谷物,常吃对改善血液的黏稠度很有效。本品具有滋阴补肾、清肝降火、降压之功效。

白果冬瓜粥

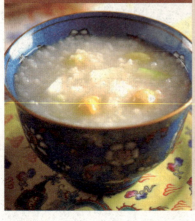

【材料准备】粳米100克,白果25克,冬瓜100克,姜末5克,盐3克,胡椒粉1克,高汤200毫升。

【制作过程】❶将粳米淘洗干净,先用水浸泡半小时,沥干水分,再放入锅中,加入冷水煮沸,然后改小火熬煮成稀粥,装碗备用。❷白果洗净,浸泡回软,焯水烫透,捞出,去心,沥干水分;冬瓜去皮、瓤,切厚片备用。❸锅中加入高汤、姜末,用旺火煮沸,下入稀粥、白果及盐、胡椒粉;再次煮沸后下入冬瓜片,搅拌均匀,煮5分钟即可盛出食用。

【功能效用】本品可降血压,降胆固醇。

降低血糖食疗方

陈皮蚌肉粥

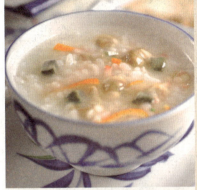

【材料准备】粳米100克,蚌肉50克,皮蛋1个,陈皮6克,姜末、葱末各3克,盐2克,清水1000毫升。

【制作过程】❶陈皮烘干,研成细粉。❷蚌肉洗净,剁成小粒;皮蛋去壳,也剁成小粒。❸粳米淘洗干净,用水浸泡半小时,捞起。❹锅中加入1000毫升清水,将粳米放入,用旺火烧沸;加入皮蛋粒、蚌肉粒,改小火慢慢熬煮。❺待粳米软烂,加入姜末、葱末、盐调好味,再稍焖片刻即可盛出食用。

【功能效用】本品补中益肾,祛湿消渴,平肝清热,利尿祛湿,对糖尿病有较好的治疗功效。

豌豆绿豆粥

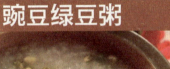
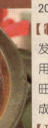

【材料准备】粳米100克,豌豆粒、绿豆各50克,白糖20克,清水1500毫升。

【制作过程】❶绿豆、粳米淘洗干净,分别用水浸泡发胀,捞出,沥干水分。❷豌豆粒洗净,焯水烫透备用。❸锅中加入1500毫升清水,先将绿豆放入,用旺火煮沸;再加入豌豆和粳米,改小火慢煮。❹粥将成时下入白糖,搅拌均匀,稍焖片刻即可盛出食用。

【功能效用】本品清肝明目,降血压,可治疗高血压、高脂血症等。

桃花粥

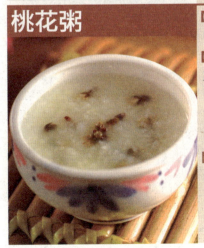

【材料准备】粳米100克,桃花5朵,蜂蜜20克,清水1000毫升。

【制作过程】❶桃花择洗干净,晾干研末。❷粳米洗净,用水浸泡半小时,捞出,沥干水分。❸锅中加入1000毫升清水,将粳米放入,先用旺火烧沸,搅拌几下,改小火熬煮成粥;然后加入桃花末、蜂蜜,略煮片刻即可盛出食用。

【功能效用】此粥能够健胃,助消化,降血糖,预防胆结石。

延年益寿食疗方

兔肉粥

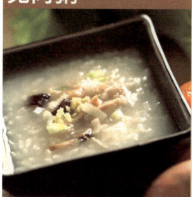

【材料准备】粳米、兔肉、荸荠各100克,水发香菇50克,盐2克,味精、胡椒粉各1克,猪油10克,葱末3克,姜末2克,清水1000毫升。

【制作过程】❶粳米淘洗干净,用水浸泡半小时,捞出,沥干水分。❷兔肉清洗干净,切丁;荸荠去皮后切成小丁;香菇洗净,也切成小丁。❸锅中加入1000毫升清水,将粳米放入,用旺火烧沸后搅拌几下;加入兔肉丁、荸荠丁、香菇丁、盐、猪油、葱末、姜末,改小火慢慢熬煮;待粥浓稠时,调入味精、胡椒粉即可食用。

【功能效用】本品活络气血,滋补五脏,提升免疫力,延年益寿。

银耳鸽蛋粥

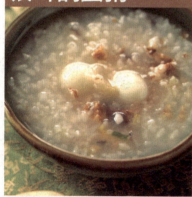

【材料准备】荸荠粉100克,水发银耳75克,核桃仁20克,鸽蛋5个,白糖20克,清水1000毫升。

【制作过程】❶将水发银耳择去根蒂,冲洗干净,撕成小朵,放入碗内,再加入少许水,上笼蒸透取出。❷鸽蛋打入温水锅中煮成溏心蛋,捞出。❸核桃仁用温水浸泡,撕去外皮。❹荸荠粉放入碗内,用冷开水调成糊。❺锅中加入1000毫升水,加入银耳、核桃仁,倒入荸荠糊,调入白糖后搅匀;煮沸呈糊状后再加入鸽蛋即成。

【功能效用】本品补肺、益肾,适用于虚劳羸瘦、老年体衰者,是常用的补益强身粥品。

鸽肉粥

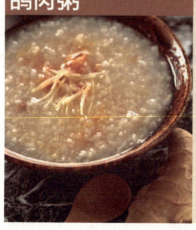

【材料准备】粳米150克,乳鸽1只,葱末3克,姜丝2克,盐2克,味精1克,料酒10毫升,胡椒粉1克,色拉油10毫升,清水1500毫升。

【制作过程】❶将乳鸽宰杀,先用开水烫透,去毛、内脏,冲洗干净,再放入沸水锅内煮一下捞出,切成小块,放入碗内,加少许盐、料酒拌腌。❷粳米淘洗干净,用水浸泡半小时,捞出,沥干水分。❸坐锅点火,放入色拉油烧热,下鸽肉、葱末、姜丝煸炒,烹入料酒,起锅装入碗内。❹另取一锅,加入1500毫升清水,放入粳米,用旺火煮沸后加入鸽肉;再改小火熬煮成粥,最后加入盐、味精、胡椒粉调味即成。

【功能效用】本品可补肝肾,益气填精,延年益寿。

适合孕产妇的食疗方

治疗妊娠呕吐食疗方

玉兰肝尖汤

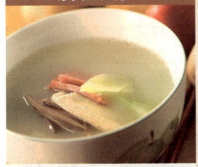

【材料准备】猪肝200克，玉兰片、莴苣、火腿各25克，猪骨汤150毫升，葱末、盐、味精、料酒各适量。

【制作过程】❶猪肝洗净，切成柳叶片，焯水；玉兰片切片；火腿和莴苣切长片。❷锅中倒入猪骨汤，烧开后放入肝尖、火腿片、莴苣片、玉兰片、盐和料酒；待汤烧开后，撇去浮沫，加入味精，撒上葱末即可。

【功能效用】本品用于治疗妊娠呕吐。

蛋花南瓜粥

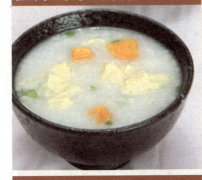

【材料准备】大米100克，鸡蛋1个，南瓜20克，盐3克，香油、葱花各适量。

【制作过程】❶大米淘净，用清水浸泡；南瓜去皮切小块。❷锅置火上，注入清水，放入大米煮至七成熟。❸加入南瓜煮至米粒开花，入鸡蛋打散后稍煮，加盐、香油调匀，撒上葱花即可。

【功能效用】鸡蛋能健脑益智、延缓衰老、保护肝脏。南瓜有解毒、保护胃黏膜、助消化、防治糖尿病的功效。

生姜橘皮茶

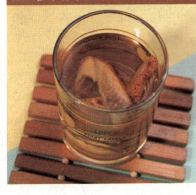

【材料准备】生姜、橘皮各10克，红糖适量。

【制作过程】❶将橘皮洗净切成细丝，生姜洗净切成碎末。❷锅置火上，加入橘皮丝、生姜末及适量清水；水开后稍煎片刻，放入红糖调匀即可。❸每次1剂，每日3次。

【功能效用】本品用于治疗脾胃虚寒引起的妊娠呕吐，效果显著，对于缓解消化不良导致的腹部胀气很有效。

橙蜜饮

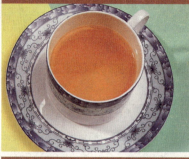

【材料准备】蜂蜜100克,橙子200克。
【制作过程】❶橙子用清水泡去酸味,连皮切成4瓣。❷将橙子放入锅中,加适量水煮20分钟,去渣取汁,晾温,放入蜂蜜搅匀即可。
【功能效用】蜂蜜具有补虚润燥、止咳润肺、和胃调中、解毒等功效。蜂蜜和橙子均富含维生素C,一同食用可以很好地促进人体对维生素C的吸收,还可以增强人体免疫力,有效缓解妊娠呕吐,同时还有美容抗衰老的作用。

蛋奶菇粥

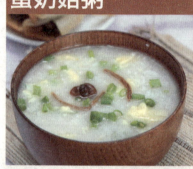

【材料准备】鸡蛋1个,牛奶100克,茶树菇10克,大米80克,白糖5克,葱花适量。
【制作过程】❶大米洗净,用清水浸泡;茶树菇泡发择净。❷锅置火上,注入清水,入大米煮至七成熟。❸加茶树菇煮至米粒开花,入鸡蛋打散后稍煮,再入牛奶、白糖调匀,撒上葱花即可。
【功能效用】鸡蛋能健脑益智、延缓衰老、保护肝脏。牛奶可防止消化道溃疡。香菇有提高免疫力、延缓衰老的功效。三者合用对妊娠呕吐有疗效。

甘蔗姜汁

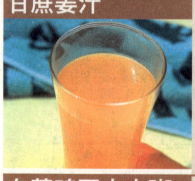

【材料准备】甘蔗20克,生姜4克,橙子半个。
【制作过程】❶甘蔗去掉硬皮,切成小块。❷生姜去皮,洗净,切块。❸橙子去皮,切块。❹将甘蔗、橙子、生姜分别打汁。❺将甘蔗汁、生姜汁、橙汁兑在一起,频频缓饮。
【功能效用】甘蔗具有清热生津、润燥止渴、下气、滋阴养血、缓解酒精中毒、美容的作用。生姜具有发散表寒、解毒杀菌、抗氧化、抗衰老等作用。甘蔗与生姜一同食用,可以下气生津,解毒杀菌。

白菜鸡蛋大米粥

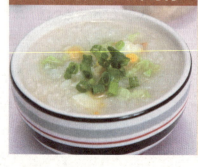

【材料准备】大米100克,白菜30克,鸡蛋1个,盐3克,香油、葱花适量。
【制作过程】❶大米淘净,入清水浸泡;白菜切丝;鸡蛋煮熟去壳、切碎。❷锅置火上,注入清水,放入大米煮至粥将成。❸放入白菜丝、鸡蛋碎煮至粥黏稠,再加盐、香油调匀,撒上葱花即可。
【功能效用】白菜能润肠、排毒,刺激肠胃蠕动,促进大便排泄,帮助消化,对预防肠癌有良好作用。此粥可用于治疗妊娠呕吐。

防治水肿食疗方

白皮鲈鱼汤

【材料准备】鲈鱼500克，白术60克，陈皮10克，胡椒粉3克，盐适量。

【制作过程】❶鲈鱼去鳞，去肠杂，洗净，切块；白术、陈皮洗净。❷将以上用料一齐放入锅内，加水适量，煮沸；再改文火煲2小时，依据个人口味加胡椒粉、盐调味即可食用。每日或隔日1次，5~7天为一疗程。

【功能效用】鲈鱼性平，味甘，具有健脾益肾、补气安胎、补肝养血、化痰止咳、利水消肿等功效。本品用于治疗妊娠水肿、产后腿肿不消、小便不利。

莲藕三红羊骨汤

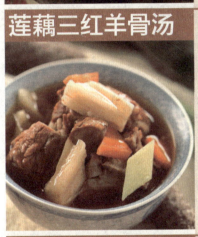

【材料准备】羊脊骨或羊胫骨1000克，莲藕750克，胡萝卜150克，赤小豆50克，红枣12颗，生姜1片，香油、盐适量，清水3000毫升。

【制作过程】❶将羊脊骨洗净，斩成大块（如果是羊胫骨则敲裂）。❷将莲藕洗净，去节，切成大块；胡萝卜刮皮洗净，切成滚刀块；赤小豆和红枣分别淘洗干净，红枣去核。❸煲内倒入3000毫升清水，烧至水开，放入所有用料；水再开后，改小火煲3小时。❹加入适量香油、盐后便可服用。

【功能效用】本品用于治疗妊娠水肿、产后腿肿不消。

玉米须大米粥

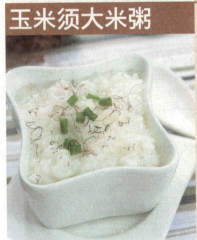

【材料准备】玉米须适量，大米100克，盐1克，葱花5克。

【制作过程】❶大米洗净，泡发半小时，沥干；玉米须稍浸泡，沥干；葱切段。❷锅置火上，加入大米和水，煮至米粒开花。❸加玉米须煮至粥浓稠，加盐拌匀，撒上葱花即可。

【功能效用】玉米须有利尿、平肝、利胆的功效。大米有补中益气、健脾养胃、益精强志、和五脏、通血脉、聪耳明目、止烦、止渴、止泻的功效，因肺阴亏虚所致的咳嗽、便秘患者可早、晚用大米煮粥服用。

防治贫血体弱食疗方

核桃虾仁粥

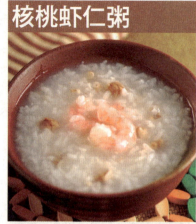

【材料准备】粳米200克，核桃仁、虾仁各30克，盐1.5克，清水2000毫升。

【制作过程】❶粳米淘洗干净，用水浸泡半小时，捞出，沥干水分；核桃仁、虾仁均洗净备用。❷锅中加入2000毫升清水，将粳米放入，用旺火烧沸；将核桃仁、虾仁放入锅内，改小火熬煮成粥。❸粥内下入盐拌匀（如果是孕妇食用，可以不加盐），再稍焖片刻即可盛出食用。

【功能效用】本品能够补虚、滋阴、补钙，用于防治孕产妇贫血。

天麻鱼头粥

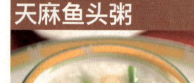

【材料准备】粳米150克，天麻15克，鲢鱼头1个，葱段10克，姜2片，料酒6克，盐2克，味精、胡椒粉各1克，猪油5克。

【制作过程】❶天麻浸透洗净；粳米淘洗干净，用水浸泡半小时，捞出，沥干水分。❷鱼头去鳞、去鳃、冲洗干净，分成两半。❸锅内加水、天麻，烧沸后加鱼头、葱、姜、料酒；待鱼头煮至八成熟时，捞出鱼头，滤去残渣；加粳米，用旺火煮开后改小火，续煮至粥成。❹把鱼头拆去骨头，鱼肉撕碎，放入粥内；再加入猪油、盐、味精略煮，撒上胡椒粉即可食用。

【功能效用】本品能够健脾补虚、滋阴益肾。

羊腩苦瓜粥

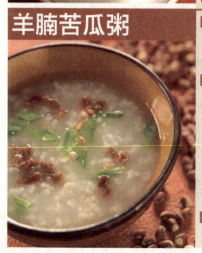

【材料准备】粳米200克，羊腩150克，苦瓜100克，燕麦20克，姜1片，盐1.5克，味精1克，料酒3克，胡椒粉1克，清水2000毫升。

【制作过程】❶羊腩收拾干净，切块，焯水烫透，除去血污。❷苦瓜洗净，去瓤，切片，焯水烫透，捞出备用。❸粳米淘洗干净，浸泡半小时；燕麦淘洗干净，浸泡2小时。❹捞出粳米和燕麦，沥干水分，放入锅中，加入2000毫升清水，用旺火烧沸；下入羊腩块、姜片、盐、味精、料酒、胡椒粉，转小火煮45分钟左右；下入苦瓜片，煮10分钟即可盛出食用。

【功能效用】本品能够健脾补虚、滋阴益肾、补血止血，可用于治疗孕产妇贫血、体弱多病。

通乳催乳食疗方

扁豆小米粥

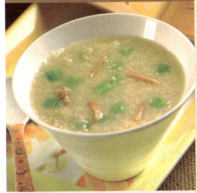

【材料准备】扁豆30克,党参10克,小米100克,冰糖15克。

【制作过程】❶党参洗净,切片。❷扁豆洗净,与党参片一同放入锅中,加入适量水煎煮约半小时,取出汁液;再加入水煎煮10分钟,取出汁液;将两次的汁液混在一起,放入锅中烧沸。❸小米洗净后先略微浸泡,再放入烧沸的汁液中,改小火慢煮成粥。❹加入冰糖煮溶,再稍焖片刻即可食用。

【功能效用】本品具有通乳的功效,最适合乳汁稀薄的产妇。

枸杞猪肾粥

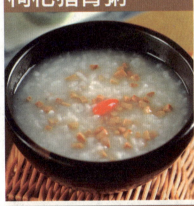

【材料准备】粳米100克,猪肾半副,枸杞子10克,盐2克,温水适量,清水1000毫升。

【制作过程】❶粳米淘洗干净,用水浸泡半小时,捞出沥干。❷枸杞子用温水泡至回软,洗净捞出,沥干。❸猪肾洗净,切成两半,剁小粒。❹锅中加入1000毫升清水,将粳米、猪肾粒放入,用旺火烧沸,搅拌几下,然后放入枸杞子,改小火熬煮成粥。❺下入盐拌匀,再稍焖片刻即可盛出食用。

【功能效用】本品具有通乳的功效,用于治疗产妇乳汁稀薄、量少或没有乳汁。

鸡丝鹌鹑蛋汤

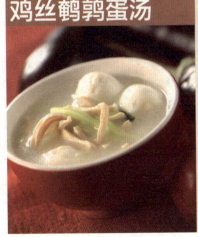

【材料准备】鹌鹑蛋20个,熟鸡丝100克,黄瓜50克,鸡汤500毫升,盐、味精各适量。

【制作过程】❶将鹌鹑蛋煮熟,剥去蛋壳,放入汤碗中备用;黄瓜切丝备用。❷炒锅置旺火上,放入鸡汤,汤沸后放入盐;待汤再沸,加入味精,将汤倒入装有鹌鹑蛋的汤碗中,撒上熟鸡丝和黄瓜丝即可。

【功能效用】鹌鹑蛋具有强身健脑、补中益气、润泽肌肤、除风湿、抗过敏的功效,适合病后虚弱、营养不良性水肿、健忘、头晕目眩、贫血、月经不调等病症患者食用。本品具有通乳的功效,用于治疗产妇乳汁稀薄、量少或没有乳汁。

红薯粥

【材料准备】 新鲜红薯50克,粳米100克,豌豆粒20克,白糖适量。

【制作过程】 ❶洗净红薯,连皮切成小块;豌豆粒、粳米洗净。❷加水共煮成稀粥。❸粥将成时,加白糖即可。

【功能效用】 红薯能健脾胃,补虚乏,益气力,通乳汁,与粳米共煮为粥,可以正气,养胃,化食,去积,清热。产妇经常服用此粥,有通乳的作用。

雪梨红枣糯米粥

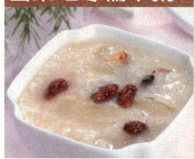

【材料准备】 糯米80克,雪梨50克,红枣、葡萄干各10克,白糖5克。

【制作过程】 ❶糯米洗净,用清水浸泡;雪梨洗净后去皮、去核,切小块;红枣、葡萄干洗净备用。❷锅置火上,注入清水,放入糯米、红枣、葡萄干煮至七成熟。❸放入雪梨块,煮熟加白糖调匀即可。

【功能效用】 梨能帮助器官排毒、软化血管、促进血液循环和钙质输送、维持机体健康。产妇常喝此粥,能增加乳汁分泌。

四豆陈皮粥

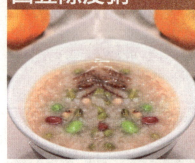

【材料准备】 绿豆、红豆、眉豆、毛豆各20克,陈皮适量,大米50克,红糖5克。

【制作过程】 ❶大米、绿豆、红豆、眉豆均洗净、泡发,陈皮切丝,毛豆洗净、沥水。❷锅置火上,倒入清水,放入大米、绿豆、红豆、眉豆、毛豆,以大火煮至开花。❸加陈皮同煮,至粥稠,加红糖拌匀即可。

【功能效用】 绿豆能抗菌抑菌、增强食欲、保肝护肾。红豆能补血。此粥具有通乳功效。

西葫芦韭菜粥

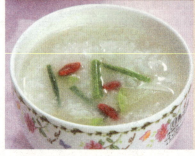

【材料准备】 西葫芦、韭菜各15克,枸杞子适量,大米100克,盐2克,味精1克。

【制作过程】 ❶韭菜切段,西葫芦去皮切薄片,大米泡发半小时。❷锅置火上,加水,放入大米、枸杞子,用大火煮至米粒绽开。❸放韭菜、西葫芦,改小火煮至粥成,加盐、味精调味即可。

【功能效用】 西葫芦有润肺止咳、消肿散结、提高免疫力的功效。韭菜、西葫芦同煮粥,能起到补血通乳、疏利血脉的功效。

第四章

常见病对症食疗方
——吃饭治病两不误

高血压

高血压是最常见的心脑血管疾病，也是心脑血管疾病中最主要的危险因素，脑卒中、心肌梗死、心力衰竭及慢性肾脏病是其主要并发症。高血压是指在静息状态下动脉收缩压和舒张压的增高，常伴有心、脑、肾、视网膜等器官功能性或器质性改变，以及脂肪和糖代谢紊乱等现象。高血压患者常会有头晕、头痛、烦躁、心悸、失眠等症状，宜吃豆腐、黄豆、南瓜、黄精、山楂等。

绿豆薏苡仁汤

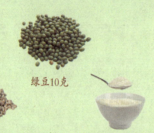

绿豆10克
薏苡仁10克
低脂奶粉25克

【制作过程】❶绿豆、薏苡仁洗净泡水。❷将绿豆与薏苡仁加入水中同煮，水开后转小火，煮至绿豆熟透。❸倒出煮绿豆、薏苡仁的水，加入低脂奶粉搅拌均匀，再放入煮熟的绿豆、薏苡仁即可。

【功能效用】此汤可降血压、维持血压稳定，保护心脏，对心脑血管疾病有很好的食疗功效，高血压患者可常食。

枸杞炒玉米

玉米粒300克
枸杞子100克
盐适量

植物油适量
味精适量
水淀粉适量

【制作过程】❶将玉米粒、枸杞子分别放入清水中洗净；锅置火上，加入适量清水，以大火烧沸，将玉米粒和枸杞子分别放进沸水中焯一下。❷将炒锅置于火上，加入油烧热，倒入玉米粒、枸杞子、盐、味精，翻炒至玉米粒熟透。❸用水淀粉勾芡即可。

【功能效用】本品具有防治高血压、冠心病、高胆固醇血症的作用。

半夏薏苡仁粥

半夏15克
薏苡仁1杯

百合10克
冰糖适量

【制作过程】❶将半夏、百合分别洗净；薏苡仁洗净，浸泡1小时，备用。❷锅置火上，加水烧开，倒入薏苡仁煮至半熟；加入半夏、百合，用小火煮至薏苡仁熟透。❸加入适量冰糖调味即可。

【功能效用】本品能有效预防高血压，对痰湿型高血压患者有很好的疗效。

玉米核桃粥

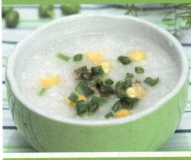

【材料准备】核桃仁20克,玉米粒30克,大米80克,白糖适量,葱2克。

【制作过程】❶大米泡发;玉米粒、核桃仁洗净;葱洗净、切成葱花。❷将大米与玉米加水一同煮开。❸加入核桃仁,煮至浓稠状,调入白糖拌匀,撒上葱花即可。

【功能效用】玉米含有丰富的蛋白质、脂肪、维生素、纤维素及多糖等,能开胃益智、宁心活血、增强记忆力。核桃仁能温肺定喘、润肠通便。玉米与核桃仁合煮为粥,能降低血压,延缓人体衰老。

陈皮黄芪粥

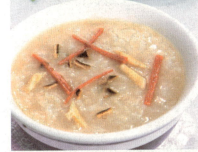

【材料准备】大米100克,陈皮末15克,生黄芪20克,白糖10克,山楂适量。

【制作过程】❶大米洗净备用。❷锅中加入陈皮末、生黄芪、山楂、大米、水同煮。❸待粥将熟,加入白糖稍煮即可。

【功能效用】陈皮有理气健脾、燥湿化痰的功效。黄芪有补中益气、敛汗固表、托毒敛疮之功效。山楂有强心、降血脂、降血压的功效。陈皮、黄芪、山楂、大米合熬为粥,能扩张血管、持久降血压。

红枣杏仁粥

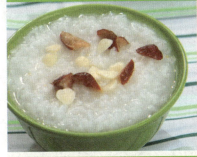

【材料准备】大米100克,红枣15克,杏仁10克,盐2克。

【制作过程】❶大米洗净,红枣与杏仁洗净后切碎。❷将大米、红枣、杏仁一同煮粥,加入盐调味即可。

【功能效用】红枣有补脾和胃、益气生津、调营卫、解毒的功效,常用于治疗胃虚食少、脾弱便溏、气血不足、心悸怔忡等症。杏仁有祛痰、止咳、平喘、润肠的效用。此粥具有降血压的功效。

鳕鱼蘑菇粥

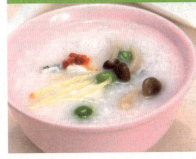

【材料准备】大米80克,鳕鱼50克,香菇、豌豆粒各20克,枸杞子、盐、姜丝、香油各适量。

【制作过程】❶大米洗净备用。❷鳕鱼用盐腌制后与大米一同煮粥。❸粥将熟时加入洗好的香菇、豌豆粒、枸杞子、盐、姜丝、香油,再煮沸即可。

【功能效用】鳕鱼具有高营养、降血压、降胆固醇、易于被人体吸收等优点,可用于治疗跌打损伤、脚气、糖尿病等症。鳕鱼、香菇、豌豆、枸杞子、大米合熬为粥,不仅味美可口,还可用于降血压。

贫血

贫血是指人体外周血红细胞容量减少，低于正常范围下限的一种常见临床症状。贫血属中医"血虚"范畴，中医学认为贫血多由长期慢性肠胃疾患或长期失血、妊娠失养等所致。贫血除了有头晕眼花、疲乏耳鸣、心悸气短等症状，还伴有营养障碍，如皮肤干燥、毛发干燥等。贫血患者宜吃当归、人参、香菇、黑芝麻、木耳、猪肝、红枣、桂圆肉等。

猪肉蛋枣汤

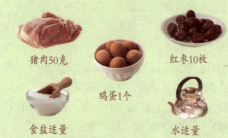

猪肉50克　鸡蛋1个　红枣10枚　食盐适量　水适量

【制作过程】❶将猪肉洗净，切块；红枣洗净，去核。❷把猪肉和红枣一起放入锅中，加适量水，用大火煮沸；再打入鸡蛋液，用小火慢熬。❸待汤熬好，加入盐调味，搅拌均匀即可。

【功能效用】猪肉具有滋阴润燥、补虚养血、滋养脏腑、健身长寿、降低胆固醇之功效。本品具有滋阴养血的功效，常用于失血性贫血。

黑木耳红枣汤

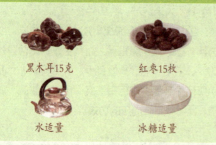

黑木耳15克　红枣15枚　水适量　冰糖适量

【制作过程】❶将黑木耳洗净，用温水泡发；红枣洗净，去核，备用。❷把黑木耳和红枣一起放入锅中，加适量水，用大火煮沸；加上冰糖，改小火煮半小时。❸搅拌均匀即可食用。

【功能效用】本品具有和血养颜、滋补强身的功效，对贫血有食疗作用。

红枣阿胶粥

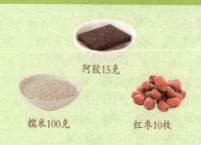

阿胶15克　糯米100克　红枣10枚

【制作过程】❶将糯米洗净，泡发；红枣洗净，去核；阿胶打碎，备用。❷把糯米和红枣一起放入锅中，加适量水，用大火煮沸，再改小火煮至粥成。❸待粥熟，加入阿胶，稍煮并搅拌，令阿胶溶化即成。

【功能效用】本品具有养血生血、滋阴润肺的功效，适用于血虚萎黄、眩晕心悸等症。

桂圆枸杞糯米粥

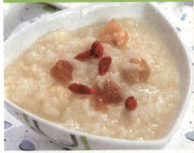

【材料准备】桂圆肉40克,枸杞子10克,糯米100克,白糖5克。

【制作过程】❶糯米洗净,用清水浸泡;桂圆肉、枸杞子洗净。❷锅置火上,放入糯米,加适量清水煮至粥将成。❸放入桂圆肉、枸杞子,煮至米烂,加白糖稍煮调匀即可。

【功能效用】红枣含丰富的蛋白质、脂肪、粗纤维、糖类、有机酸、黏液质和钙、磷、铁等营养物质,又含有多种维生素,故有"天然维生素丸"之美称。

红枣莲子糯米粥

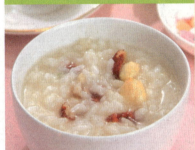

【材料准备】莲子、红枣各10克,糯米100克,白糖5克。

【制作过程】❶糯米、莲子洗净,放入清水中浸泡;红枣洗净,去核备用。❷锅置火上,放入糯米、莲子煮至粥将熟。❸加入红枣煮至酥烂,放白糖调匀即可。

【功能效用】红枣具有补中益气、健脾和胃、养血安神的功效。本粥适用于气血不足、血虚萎黄等症。

山药枣荔粥

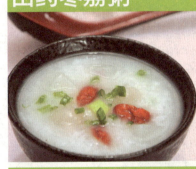

【材料准备】山药、荔枝各30克,红枣10克,大米100克,冰糖5克,葱花少许。

【制作过程】❶大米淘洗干净,用清水浸泡;荔枝去壳洗净;山药去皮,洗净切小块,氽水后捞出;红枣洗净,去核备用。❷锅置火上,注入清水,放入大米煮至八成熟。❸加入荔枝、山药、红枣煮至米烂,放入冰糖熬溶后调匀,撒上葱花即可。

【功能效用】山药是虚弱、疲劳或病愈者恢复体力的最佳食品,经常食用还能增强免疫力。

核桃生姜粥

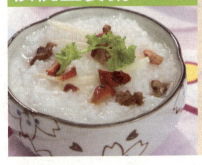

【材料准备】核桃仁15克,生姜5克,红枣10克,糯米80克,盐2克,姜汁适量。

【制作过程】❶糯米洗净,置于清水中泡发;生姜去皮,洗净,切丝;红枣洗净,去核,切块;核桃仁洗净。❷锅置火上,倒入清水,放入糯米,大火煮开,再淋入姜汁。❸加入核桃仁、生姜、红枣,同煮至粥浓稠,调入盐拌匀即可。

【功能效用】核桃仁是轻身益气、延年益寿的上品。此粥具有润肺止咳、养气安神的功效。

冠心病

"冠心病"是冠状动脉粥样硬化性心脏病的简称。其主要病因是冠状动脉粥样硬化，但造成冠状动脉粥样硬化的原因尚不完全清楚，可能是多种因素综合作用的结果。中医认为，冠心病主要是由于体质衰弱、脏腑功能虚损，加之七情六淫的影响，导致气滞血瘀、胸阳不振，使心脉痹阻而致。冠心病患者常有胸痛、易激动、易怒、焦躁、过度兴奋等症状，宜吃桂枝、丹参、香附、木耳、山药等。

桂参红枣猪心汤

桂枝15克

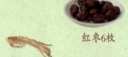
红枣6枚

猪心半个

党参10克

盐适量

【制作过程】❶猪心入沸水中氽烫，捞出，冲洗，切片。❷将桂枝、党参、红枣洗净，放入锅中，加三碗水以大火煮开，再转小火续煮30分钟。❸转中火让汤汁沸腾，下入猪心片；待汤再沸，加盐调味即可。

【功能效用】本品具有温经散寒、益气养心的功效，适合寒凝心脉型冠心病患者食用。

参归山药猪腰汤

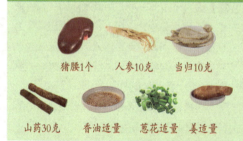

猪腰1个　人参10克　当归10克

山药30克　香油适量　葱花适量　姜适量

【制作过程】❶猪腰剖开去除筋膜，洗净，在背面用刀划斜纹，切片备用；山药洗净，去皮，切片备用；人参、当归洗净，切片备用，姜洗净，切丝备用。❷将人参、当归放进砂锅中，加清水煮沸10分钟。❸加入猪腰片、山药片，煮熟后加香油、葱花、姜丝、盐调味即可。

【功能效用】本品补肾壮腰、补中益气，适合心肾阳虚型冠心病患者食用。

丹参山楂大米粥

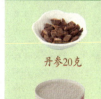
丹参20克

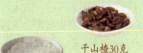
干山楂30克

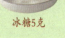
冰糖5克

大米100克

葱花少许

【制作过程】❶大米洗净，放入水中浸泡；干山楂用温水浸泡后洗净。❷丹参洗净，用纱布袋装好，扎紧封口，煎水取汁。❸锅置火上，放入大米煮至七成熟；放入山楂，倒入丹参汁煮至粥成；放冰糖调匀，撒上葱花即可。

【功能效用】此粥活血化瘀、降压降脂，适合瘀血阻滞型冠心病患者食用。

菠菜玉米枸杞粥

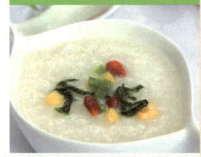

【材料准备】菠菜、玉米粒、枸杞子各15克,大米100克,盐3克,味精1克。

【制作过程】❶大米泡发洗净;枸杞子、玉米粒洗净;菠菜择去根,洗净,切碎。❷锅置火上,注入清水,放入大米、玉米粒、枸杞子,用大火煮至米粒开花。❸放入菠菜碎,用小火煮至粥成,调入盐、味精入味即可。

【功能效用】菠菜能滋阴润燥,通利肠胃。玉米有调中和胃、利尿的功效。此粥具有预防冠心病的保健作用。

木耳枣杞粥

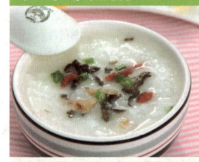

【材料准备】黑木耳、红枣、枸杞子各15克,糯米80克,盐2克,葱少许。

【制作过程】❶糯米洗净,泡发半小时;黑木耳泡发洗净,切成细丝;红枣去核洗净,切片;枸杞子洗净;葱洗净,切成葱花。❷锅置火上,注入清水,放入糯米煮至米粒绽开,再放入黑木耳、红枣、枸杞子。❸改小火煮至粥成,入盐调味,撒上葱花即可。

【功能效用】黑木耳对冠心病、动脉血管硬化、心脑血管疾病颇为有益,并有一定的抗癌作用。

西红柿桂圆粥

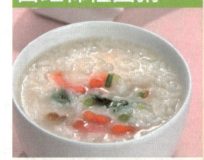

【材料准备】西红柿、桂圆肉各20克,糯米100克,青菜少许,盐3克。

【制作过程】❶西红柿洗净,切丁;桂圆肉洗净;糯米洗净,泡发半小时;青菜洗净,切碎。❷锅置火上,注入清水,放入糯米、桂圆肉,用旺火煮至米粒绽开。❸放入西红柿,改小火煮至粥浓稠;下入青菜稍煮,再加入盐调味即可。

【功能效用】桂圆对中老年人而言,有保护血管、防止血管硬化的作用。

西红柿海带粥

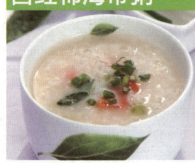

【材料准备】西红柿15克,海带清汤适量,米饭一碗,盐3克,葱少许。

【制作过程】❶西红柿洗净,切丁;葱洗净,切成葱花。❷锅置火上,注入海带清汤后,放入米饭煮至沸腾。❸放入西红柿,用小火煮至粥成,再调入盐入味,撒上葱花即可。

【功能效用】海带中含有大量的多不饱和脂肪酸,能使血液的黏稠度降低,预防血管硬化,因此,常吃海带能够预防心血管疾病。

失眠

失眠，又称入睡和维持睡眠障碍，是各种原因引起的入睡困难、睡眠深度或频度过短、早醒及睡眠时间不足或睡眠质量差等，为一种常见病。失眠患者睡前常会出现兴奋、烦躁、焦虑或思维活跃等，多噩梦，易惊醒。失眠患者宜吃远志、人参、酸枣仁、合欢皮、牡蛎、豌豆、鱼类、猪瘦肉等。

远志锁阳乌鸡汤

 乌鸡半只
 锁阳15克
 远志10克
 熟地黄10克
 党参10克
 茯苓10克
 红枣6枚
 甘草5克

【制作过程】❶乌鸡洗净，剁块，汆烫后捞起冲净。❷将所有药材均洗净，放入炖锅，加入鸡块，加水至没过所有材料，以大火煮开，再转小火慢炖50分钟。❸加盐调味即可。

【功能效用】此汤具有益气养血、养心安神的作用，适合气血亏虚型失眠患者食用，症见心悸怔忡、头晕目眩、神疲乏力、失眠多梦等。

红枣桂圆莲子粥

 莲子20克
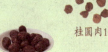 桂圆肉10克
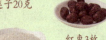 红枣3枚
 冰糖适量
糯米60克

【制作过程】❶莲子洗净，去心；桂圆肉洗净；红枣洗净，去核；糯米淘洗干净，备用。❷锅内放入莲子、桂圆肉、红枣、糯米、清水，先以大火烧沸，再改小火煮30分钟。❸加入冰糖溶化后拌匀即可。

【功能效用】此粥具有养血益心、宁神定志的功效，适用于因思虑过度所致的失眠、心悸、健忘。

苦瓜荠菜肉汤

 远志5克
 鲜苦瓜200克
 柏子仁8克
 荠菜50克
 猪瘦肉100克

【制作过程】❶猪瘦肉洗净，切片；苦瓜去瓤，洗净切片；荠菜去根，洗净。❷将远志、柏子仁洗净，装入纱布袋，扎紧袋口。❸将药袋放入锅中，加水适量，文火煮20分钟后捞出；再加入荠菜、苦瓜片、瘦肉片煮熟，调味即成。

【功能效用】此汤清热泻火、养心安眠，常用于心火旺所致的心悸失眠、烦躁易怒、口渴咽干等症的辅助治疗。

红枣桂圆粥

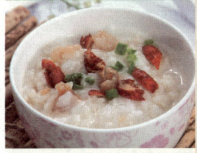

【材料准备】大米100克,桂圆肉、红枣各20克,红糖10克,葱花少许。

【制作过程】❶大米淘洗干净,放入清水中浸泡;桂圆肉、红枣洗净备用。❷锅置火上,注入清水,放入大米,煮至粥将成。❸放入桂圆肉、红枣煨煮至酥烂,加红糖调匀,撒上葱花即可。

【功能效用】红枣甘温,可以养心补血安神,提升人体元气。红枣、桂圆同煮粥吃,可使气血归于平和,消除虚火烦热。

莲子青菜粥

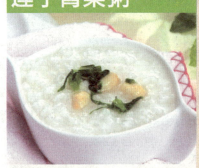

【材料准备】莲子30克,青菜少许,大米100克,白糖5克。

【制作过程】❶大米、莲子洗净,用清水浸泡;青菜洗净切丝。❷锅置火上,放入大米、莲子,加适量清水,熬煮至粥成。❸放入青菜,加白糖稍煮,调匀即可食用。

【功能效用】莲子养心安神,有促进凝血、使某些酶活化、维持神经传导性、镇静神经、维持肌肉伸缩性和心跳节律等作用。

桂圆核桃青菜粥

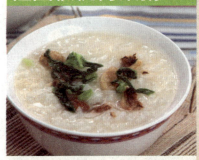

【材料准备】大米100克,桂圆肉、核桃仁各20克,青菜10克,白糖5克。

【制作过程】❶大米淘洗干净,放入清水中浸泡;青菜洗净,切成细丝。❷锅置火上,放入大米,加适量清水,煮至八成熟。❸放入桂圆肉、核桃仁;煮至米粒开花;放入青菜稍煮,加白糖调匀即可。

【功能效用】桂圆常用于治疗心脾虚损、气血不足所致的失眠、健忘、惊悸、眩晕等。桂圆肉与核桃仁同煮粥,有补心安神的作用。

红豆核桃粥

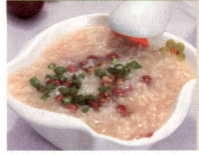

【材料准备】红豆30克,核桃仁20克,大米70克,白糖3克,葱花3克。

【制作过程】❶大米、红豆均洗净泡发,核桃仁洗净。❷锅置火上,倒入清水,放入大米、红豆同煮至开花。❸加入核桃仁煮至粥浓稠;再调入白糖拌匀,撒上葱花即可。

【功能效用】红豆富含铁质,可使人面色红润。日常多摄取红豆,还有补血、促进血液循环的功效。

抑郁症

抑郁症是一种常见的精神障碍性疾病，以显著而持久的情绪低落为主要临床特征，严重者可出现自杀念头和行为。多数抑郁症病例有反复发作的倾向，每次发作多可缓解，但部分会有残留症状或转为慢性，常出现情绪低落、意识活动减退、睡眠障碍、便秘、头痛、食欲减退等。防治抑郁症，宜吃柏子仁、合欢皮、菠萝、酸枣仁、苹果、香蕉、柚子等。

柏仁大米羹

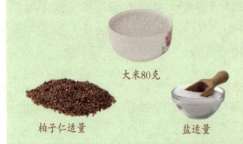

大米80克
柏子仁适量
盐适量

【制作过程】❶大米泡发洗净，柏子仁洗净。❷将大米、柏子仁一起放进锅中，倒入清水，置于火上，以大火煮至米粒开花。❸再以小火煮至浓稠，调入盐拌匀即可。

【功能效用】本品具有养心安神、解郁助眠的作用，可缓解抑郁症患者失眠、忧郁、焦虑、食欲不振等症状。

香附陈皮炒肉

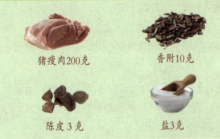

猪瘦肉200克
香附10克
陈皮3克
盐3克

【制作过程】❶先将香附、陈皮洗净，陈皮切丝备用；猪肉洗净，切片备用。❷在锅内放少许油，烧热后，放入猪肉片，翻炒片刻。❸加适量清水，烧至猪肉熟；再放入陈皮、香附及盐翻炒几下即可出锅。

【功能效用】本品具有疏肝解郁、行气止痛的功效，适合郁郁寡欢、食欲不振的患者食用。

当归郁金猪蹄汤

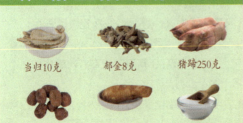

当归10克
郁金8克
猪蹄250克
蜜枣5枚
生姜15克
盐适量

【制作过程】❶将猪蹄刮去毛，处理干净后用清水洗净，再在沸水中煮2分钟，捞出，过冷水后斩块备用；其他用料（除盐）洗净备用。❷将上述用料放入锅内，加适量水，大火烧沸后，转成文火炖煮3小时。❸待猪蹄熟烂，加入盐调味即可。

【功能效用】本品能理气活血、疏肝解郁，常用于面色萎黄、郁郁寡欢等症的辅助治疗。

感冒

　　感冒，俗称"伤风"，是由多种病毒引起的呼吸道常见病。感冒虽多发于初冬，但春天、夏天也可能发生，不同季节的感冒的致病病毒并非完全一样。中医将感冒分为体虚感冒、风寒感冒、风热感冒、暑湿感冒和时行感冒五种类型，感冒常伴有鼻塞流涕、咳嗽、头痛、畏寒等症状，宜吃白芷、桑叶、砂仁、紫苏、石膏、菊花、金银花、枇杷、豆腐等。

白芷鱼头汤

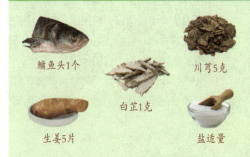

鳙鱼头1个　　川芎5克　　白芷1克　　生姜5片　　盐适量

【制作过程】❶将鳙鱼头洗净，去鳃；起油锅，下鱼头煎至微黄，取出备用；川芎、白芷洗净。❷把川芎、白芷、生姜、鱼头一起放入炖锅内，加适量开水，加盖，小火隔水炖2小时。❸加入盐调味即可。

【功能效用】本品具有发散风寒、祛风止痛、除湿健脾的功效，适合风寒感冒患者食用。

石膏退热粥

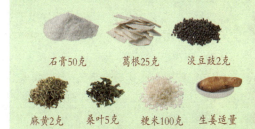

石膏50克　　葛根25克　　淡豆豉2克　　麻黄2克　　桑叶5克　　粳米100克　　生姜适量

【制作过程】❶将葛根、淡豆豉、麻黄、生姜、桑叶洗净，生姜切片。❷将生石膏、葛根、淡豆豉、麻黄、生姜片、桑叶放进锅中，加入清水煎煮，取汁去渣。❸将洗净的粳米加清水煮沸后，加入药汁煮成粥。

【功能效用】本品具有解表、发汗、清热的作用，适合感冒发热、头痛、口渴咽干的患者食用。

苦瓜排骨汤

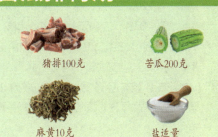

猪排100克　　苦瓜200克　　麻黄10克　　盐适量

【制作过程】❶将苦瓜洗净、去瓤，切成块；麻黄、猪排洗净。❷把猪排、苦瓜、麻黄一同放入锅内，加适量清水，大火煮沸后改小火煮1小时。❸加入盐调味即可。

【功能效用】本品具有发汗祛邪、宣肺止咳的功效，适合感冒汗出不畅、咳嗽痰多、鼻塞流涕的患者食用。

哮喘

哮喘是一种慢性支气管疾病，分为内源性哮喘和外源性哮喘。患者气管因为发炎而肿胀，呼吸管道变得狭窄，因而导致呼吸困难。哮喘反复发作可能导致慢性阻塞性肺疾病、肺气肿、肺源性心脏病、心功能衰竭、呼吸衰竭等并发症。内源性哮喘表现为喘息、胸闷、气短、平卧困难等症，外源性哮喘表现为喘息、胸闷、气短症状。哮喘患者宜吃麻黄、当归、陈皮、黄芩、鸡肉、牛奶等。

麻黄陈皮瘦肉羹

瘦猪肉200克

麻黄10克

陈皮3克

食用油适量　盐适量

【制作过程】❶陈皮洗净，切小片；猪肉洗净，切片备用；麻黄洗净，备用。❷在锅内放食用油少许，烧热后，放入猪肉片，煸炒片刻。❸加入陈皮、麻黄，加适量清水煮熟，放入食盐调味即可。

【功能效用】本品具有泻肺平喘、清热解毒、理气化痰的功效，适合热证哮喘患者食用。

白果贝母粥

白果10克

浙贝母10克

莱菔子15克

粳米100克

盐适量

香油适量

【制作过程】❶白果、粳米、浙贝母、莱菔子洗净，备用。❷将上述材料一起放进锅中，加入2000毫升清水，用大火煮至米粒开花，再改为小火慢煮成粥。❸下盐，淋香油，调匀即可。

【功能效用】此粥具有下气、平喘、止咳、化痰的功效，对哮喘痰多的患者有一定食疗作用。

甘菊雪梨桔梗汤

菊花5朵

桔梗5克

雪梨1个

冰糖5克

【制作过程】❶将菊花、桔梗洗净，放进锅中，加1200毫升水，用大火煮开；转小火继续煮10分钟，去渣留汁。❷加入冰糖，搅匀后，盛出晾凉。❸将雪梨洗净，削去皮，梨肉切丁，加入晾凉的菊花汁即可。

【功能效用】本品通宣肺气、清热止咳，适合咳嗽气喘、咳吐黄痰的哮喘患者食用。

核桃乌鸡粥

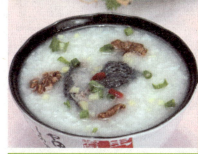

【材料准备】乌鸡肉200克,核桃、大米、枸杞子、姜末、鲜汤、盐、葱花各适量。

【制作过程】❶核桃去壳,取肉;大米淘净;枸杞子洗净;乌鸡肉洗净,切块。❷将油锅烧热,爆香姜末,下入乌鸡块过油;倒入鲜汤,放入大米烧沸,再下核桃仁和枸杞子熬煮。❸用文火将粥焖煮好,调入盐调味,撒上葱花即可。

【功能效用】乌鸡、核桃、大米合熬为粥,有润肺平喘的功效。

莲子葡萄萝卜粥

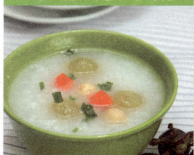

【材料准备】莲子、葡萄各25克,胡萝卜丁少许,大米100克,白糖5克,葱花少许。

【制作过程】❶将大米、莲子洗净,放入清水中浸泡;胡萝卜丁洗净;葡萄去皮、去籽,洗净。❷锅置火上,放入大米、莲子煮至七成熟。❸加入葡萄、胡萝卜丁煮至粥将成,加白糖调匀,撒上葱花便可。

【功能效用】莲子是常见的滋补之品,有很好的滋补作用。莲子中钙、磷和钾含量非常丰富,有养心安神的功效。

瘦肉豌豆粥

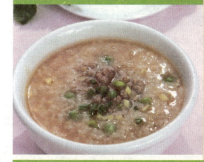

【材料准备】猪瘦肉、豌豆粒、大米、盐、鸡精、葱花、姜末、料酒、酱油、色拉油各适量。

【制作过程】❶豌豆粒洗净;猪瘦肉洗净,剁成末;大米淘净,用水浸泡半小时。❷大米入锅,加清水烧开,再改中火,放姜末、豌豆粒煮至米粒开花。❸放入猪肉末,改小火熬至粥浓稠,加入色拉油、盐、鸡精、料酒、酱油调味,撒上葱花即可。

【功能效用】猪肉滋阴润燥,对便秘、咳嗽等病症有食疗的作用。其与豌豆、大米合熬为粥,可治疗咳嗽等症。

山药冬菇瘦肉粥

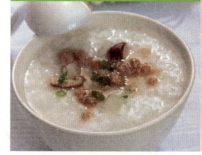

【材料准备】山药、冬菇、猪瘦肉各100克,大米80克,盐3克,味精1克,葱花5克。

【制作过程】❶冬菇用温水泡发,切片;山药洗净,去皮,切块;猪瘦肉洗净,剁成末;大米淘净。❷锅中注水,下入大米、山药,武火烧开至粥冒泡;下入猪肉末、冬菇,煮至肉变熟。❸改文火将粥熬好,加入盐、味精调味,撒上葱花即可。

【功能效用】山药有补脾养胃、助消化的功效。冬菇有补肝肾、健脾胃、益气血、益智安神的功效。

慢性胃炎

慢性胃炎是指由各种原因引起的胃黏膜炎症，是一种常见病，其发病率在各种胃病中居首位。幽门螺杆菌感染是慢性胃炎的最主要病因。慢性浅表性胃炎表现为上腹疼痛等症状，慢性萎缩性胃炎患者有上腹部灼痛、食欲不振、恶心等症状，慢性糜烂性胃炎患者会出现上消化道出血等症状。慢性胃炎患者食疗宜吃酸奶、南瓜、木瓜、枳实、姜、半夏等。

党参鳝鱼汤

 鳝鱼200克　 党参20克　 红枣10克
 佛手5克　 半夏5克　 盐适量

【制作过程】❶鳝鱼去内脏，洗净，切段。❷党参、红枣、佛手、半夏洗净，备用。❸党参、红枣、佛手、半夏、鳝鱼加适量清水入锅（最好选用砂锅，既能很好地发挥药性，又能使汤更香浓），大火煮沸后，改小火煮1小时，调入盐即可。

【功能效用】本品具有温中健脾、行气止痛的功效，适合气虚胃寒型胃炎患者食用。

山药白术羊肚汤

 羊肚250克　 红枣15克　 枸杞子15克
 山药10克　 白术10克　 盐5克　 鸡精5克

【制作过程】❶羊肚洗净，切块，氽水；山药洗净，去皮，切块；白术洗净，切段，红枣、枸杞子洗净，浸泡。❷锅中烧水，放入羊肚、山药、白术、红枣、枸杞子。❸炖2小时后调入盐和鸡精即可。

【功能效用】本品具有健脾益气、暖胃宽中的功效，适合慢性胃炎、胃溃疡患者食用。

山药五宝甜汤

 山药200克　 莲子150克　 百合10克
 银耳15克　 桂圆肉15克　 红枣8枚　 冰糖80克

【制作过程】❶山药削皮，洗净，切段；银耳泡发，去蒂，撕小朵；莲子洗净；百合用清水泡发；桂圆肉、红枣洗净。❷将上述材料放入煲中，加清水适量，中火煲45分钟。❸放入冰糖即可。

【功能效用】本品具有健脾养血、滋阴益胃的功效，对胃阴亏虚、胃有烧灼感的胃炎患者有较好的食疗效果。

便秘

便秘是临床常见的症状，它不是一种疾病，主要指排便次数减少、粪便干结、排便费力、粪便量减少等。便秘患者常有腹胀、腹痛、食欲减退等症状，部分患者还伴有失眠、烦躁、多梦。因便秘发病率高、病因复杂，常给患者带来许多苦恼，便秘严重时还会影响生活质量。食疗宜吃红薯、黑芝麻、南瓜、芋头、香蕉、桑椹、杨梅、土豆、香蕉、菠菜。

香蕉甜汤

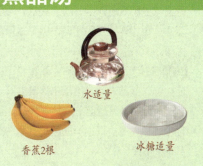

香蕉2根　水适量　冰糖适量

【制作过程】❶香蕉去皮，切段。❷将香蕉放入煲中。❸加入适量冰糖和水，隔水蒸熟即可。

【功能效用】香蕉具有清热通便、抗感染、抗癌、强身健体、除烦解郁、润滑肌肤的功效。本品具有清热解毒、润肠通便、养阴润燥的功效，适合习惯性便秘、痔疮患者食用。

大黄通便茶

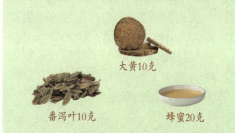

大黄10克　番泻叶10克　蜂蜜20克

【制作过程】❶番泻叶洗净，备用。❷大黄用适量水煎煮半小时。❸加番泻叶、蜂蜜，加盖焖10分钟，取汁即可。

【功能效用】番泻叶治疗急性便秘的效果非常显著。大黄有泻火解毒、清泄湿热的作用。两者同用可治疗大便不通、腹胀满等症。本品具有清热、泻火的作用，适合胃肠燥热引起的便结、腹部疼痛患者食用。

五仁粥

花生仁20克　核桃仁20克　杏仁20克　郁李仁10克

 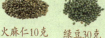

火麻仁10克　绿豆30克　小米70克　白糖4克

【制作过程】❶小米、绿豆泡发洗净；郁李仁、火麻仁、花生仁、核桃仁、杏仁均洗净。❷锅置火上，加入适量清水，放入除白糖以外所有准备好的材料，开大火煮开。❸转中火煮至粥浓稠，调入白糖拌匀即可。

【功能效用】此粥有润肠通便、清热泻火的功效，适合便秘患者食用。

病毒性肝炎

病毒性肝炎是由几种不同的肝炎病毒引起，以肝脏炎症为主要表现的一组感染性疾病，为法定乙类传染病，具有传染性较强、传播途径复杂、流行面广泛、发病率高等特点。病毒性肝炎是世界范围内流行的疾病，病理上以肝细胞变性、坏死、炎症反应为特点，临床以恶心、呕吐、厌油、乏力、食欲减退、肝大、肝功能异常为主要表现，部分患者可出现黄疸。食疗宜吃花生、红枣、栀子、五味子、金橘、天冬、覆盆子等。

花生红枣汤

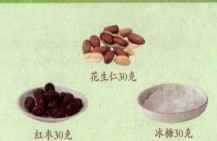

花生仁30克
红枣30克
冰糖30克

【制作过程】❶花生仁、红枣分别洗净。❷将花生仁放进锅中，加适量水，用小火煎煮；再加入红枣和冰糖，煎至冰糖溶化即可。

【功能效用】本品可养肝、补脾和胃，养血止血、润肺通乳，可用于病毒性肝炎、气血不足、头晕目眩、反胃、燥咳、乳汁稀少、慢性肾炎早期伴血尿和低蛋白血症的辅助食疗。

栀子粥

栀子20克

大米50克
白糖少许

【制作过程】❶将栀子洗净，大米洗净，泡发。❷把栀子放进锅中，加适量水，煎水取汁。❸再把大米放进锅中，加适量水和栀子药汁，熬煮成粥，最后依个人口味加入白糖即可。

【功能效用】本品具有清热解毒、护肝利胆的作用，适合病毒性肝炎患者食用。

五味子红枣饮

五味子9克
红枣10枚

金橘30克
冰糖适量

【制作过程】❶将五味子、红枣、金橘分别洗净。❷把所有材料放进锅中，加适量水，用小火煎成汁。❸加上冰糖，待溶化即可。

【功能效用】五味子具有调养五脏、强心镇定的功能，能增加肝脏解毒能力。本品养血补肝、滋肾强身，对病毒性肝炎有一定的疗效。

天冬米粥

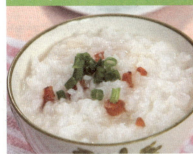

【材料准备】大米100克,天冬适量,白糖3克,葱5克。
【制作过程】❶大米洗净备用;葱洗净切成葱花。❷锅中加入适量清水、天冬、大米,共熬煮。❸粥将熟时调入白糖、葱花,稍煮即可。
【功能效用】天冬有补中益气、健脾养胃、益精强志、和五脏、通血脉、聪耳明目、止烦、止渴等功效。天冬、大米、白糖、葱合熬为粥,有疏肝理气的功效,适合肝炎患者食用。

板栗枸杞粥

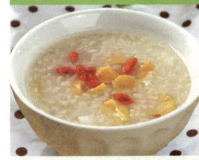

【材料准备】大米60克,板栗100克,枸杞子25克,冰糖10克。
【制作过程】❶大米洗净备用。❷锅中加入清水、板栗、枸杞子、大米,共煮粥。❸粥将熟时加入冰糖熬溶即可。
【功能效用】板栗有预防癌症、降低胆固醇、防止血栓和病毒细菌侵袭、健脾补肝等作用。枸杞子适合肝肾阴虚、血虚、慢性肝炎患者食用。经常食用此粥,可辅助治疗肝炎等症。

覆盆子米粥

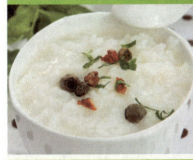

【材料准备】大米100克,覆盆子适量,盐2克,红枣2颗,葱2克。
【制作过程】❶大米洗净,泡发备用。❷红枣洗净,切碎;覆盆子洗净,煎取汁;葱洗净,切成葱花。❸将大米、覆盆子汁、红枣放入锅中同煮。❹粥将熟时调入盐,撒上葱花即可。
【功能效用】覆盆子含有肌酸、糖类及少量维生素C,有补肝益肾、固精缩尿、明目等功效,可用于肝炎、须发早白等症。

鹿茸大米粥

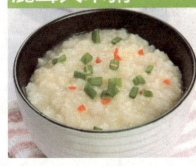

【材料准备】大米100克,鹿茸适量,盐2克,葱花适量。
【制作过程】❶大米洗净备用。❷锅中加入清水、大米、鹿茸,共熬粥。❸粥将熟时调入盐、葱花,稍煮即可。
【功能效用】鹿茸可以提高机体的抗氧化能力,其所含的多胺是促进蛋白质合成的有效成分,可使血压降低、心脏收缩振幅变小、心律减慢、外周血管扩张,适用于肝炎等症。此粥尤其适合老年人食用。

第四章 常见病对症食疗方

糖尿病

糖尿病是由多种致病因子作用于机体导致胰腺功能减退、胰岛素抵抗等而引发的糖、蛋白质、脂肪、水和电解质等一系列代谢紊乱综合征，临床上以高血糖为主要特点，典型症状为"三多一少"，即多尿、多饮、多食和消瘦。糖尿病患者常会出现眼睛疲劳、视力下降、手脚麻痹、神疲乏力、腰酸等症，食疗宜吃苦瓜、黄瓜、洋葱、南瓜、荔枝、木耳等。

苦瓜海带瘦肉汤

 苦瓜150克
 猪瘦肉150克
海带100克
盐适量
味精适量

【制作过程】❶将苦瓜洗净，切成两半，挖去瓤，切块；海带浸泡1小时，洗净；猪瘦肉切成小块。❷把苦瓜、猪瘦肉、海带放入砂锅中，加适量清水，煲至猪瘦肉烂熟。❸调入适量的盐、味精即可。

【功能效用】本品具有降糖降压、排毒瘦身、清热泻火的功效，适合糖尿病、高血压、肥胖症患者食用。

薏苡仁黄芪粥

 薏苡仁50克
 大米50克
 黄芪8克
 盐2克
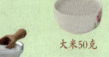 葱花适量

【制作过程】❶大米、薏苡仁均泡发洗净；黄芪洗净切片，备用；葱洗净，切成葱花。❷锅置火上，倒入清水，放入大米、薏苡仁、黄芪，以大火煮开。❸转小火煮至浓稠，调入盐，撒上葱花拌匀即可。

【功能效用】本品具有补气固表、止汗托毒、生肌、利尿、退肿之功效。

荷叶甘草茶

 荷叶100克
 甘草5克
 白术5克
 桑叶5克

【制作过程】❶荷叶洗净，切碎；甘草、白术、桑叶洗净备用。❷将甘草、白术、桑叶、荷叶放水中煮10余分钟。❸滤渣取汁即可饮用。

【功能效用】本品具有清心安神、降糖降脂、清热利尿等功效，可缓解糖尿病患者五心烦热、口渴多饮、失眠多梦等症状。

党参百合冰糖粥

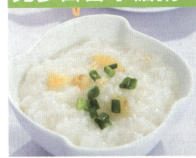

【材料准备】大米100克,党参、百合各20克,冰糖8克。

【制作过程】❶大米洗净,放入锅中熬煮。❷将洗净的党参、百合一起放入锅中,与大米同煮。❸加入冰糖,待粥熟后即可食用。

【功能效用】党参有补脾益肺、养血生津的作用,还有扩张血管、降低血压血糖的功效。百合有润肺清心、定心安神的作用。此粥尤其适合老年人服用。

枸杞麦门冬花生粥

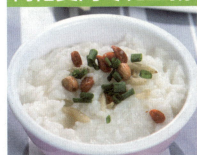

【材料准备】大米80克,枸杞子、麦门冬、白糖、葱花各适量,花生仁30克。

【制作过程】❶大米洗净,入锅熬煮。❷加入枸杞子、麦门冬、花生仁,与大米同煮。❸加入白糖,煮沸撒上葱花即可。

【功能效用】枸杞子含有丰富的维生素,对人体具有很好的保健作用。麦门冬有滋阴润肺的作用。花生有健脾和胃、润肺止咳的作用,还含有多种维生素,其所含微量元素,可帮助软化血管。

桂荔红枣糯米粥

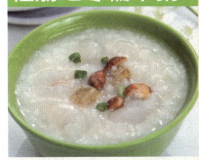

【材料准备】桂圆、荔枝各20克,红枣10克,糯米100克,冰糖、葱花适量。

【制作过程】❶将糯米洗净,放入锅中。❷将桂圆、荔枝去壳取肉,红枣去核,一起放入锅中,煮至米粒开花。❸加入冰糖熬溶后调匀,撒上葱花即可。

【功能效用】桂圆有补益心脾、养血宁神的功效,还有保护血管、防止血管硬化和脆性增加的作用。红枣有益气补血、滋补身体的功效。荔枝有理气补血、止痛等功效。常食此粥,对糖尿病有很好的疗效。

莲子山药粥

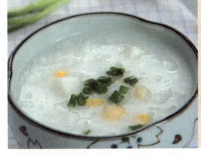

【材料准备】粳米80克,山药20克,莲子13克,玉米粒10克,盐3克,葱适量。

【制作过程】❶粳米洗净,放入锅中熬煮。❷将山药、莲子、玉米粒一起放入锅中,与粳米同煮熟。❸加入盐、葱,待其煮沸即可食用。

【功能效用】莲子含有丰富的营养成分,有养心安神、益脾补肾等功效,对于失眠健忘患者很有帮助。玉米有调中和胃、利尿、降血脂、降血压的功效。此粥适合各类人群,尤其是女性食用。

痢疾

痢疾，古称肠澼、滞下，为急性细菌性肠道传染病之一。若发病急剧，伴突然高热、神昏、惊厥，为中毒性菌痢。痢疾患者会出现恶心、呕吐、腹痛、腹泻、口周青紫、肢端发冷等症状，严重者可出现感染性休克。痢疾一年四季均可发生，但夏、秋季发病率高。痢疾患者和带菌者是传染源，轻型、慢性痢疾和健康带菌者易被忽视。防治痢疾，食疗宜吃马齿苋、苹果、鱼腥草、金银花、蒲公英、薏苡仁、山药等。

枸杞猪肠鸡脚煲

 猪肠150克　 鸡脚适量　 莲子适量　 枸杞子15克
 党参15克　 红枣15克　 盐适量　 葱适量

【制作过程】❶猪肠切段，洗净；鸡脚、红枣、枸杞子、党参均洗净；莲子去皮，去莲心，洗净；葱洗净，切段备用。❷锅中注水烧开，下猪肠汆透，捞出。❸将除盐、葱外的所有材料放入瓦煲，注入适量清水，大火烧开后改小火炖煮2小时；加盐调味，撒上葱段即可。

【功能效用】本品健脾涩肠、止泻止痢，对久泻久痢均有一定的食疗作用。

大蒜银花茶

 金银花15克
 大蒜10克　 清水1000毫升

【制作过程】❶大蒜去皮，洗净，捣烂；金银花洗净。❷大蒜、金银花入锅，加水煮沸。❸滤去残渣，待温热后即可饮用。

【功能效用】金银花具有清热解暑、抗炎杀菌、促进新陈代谢、润肤祛斑、抗衰防癌等功效。本品具有清热解毒、消炎杀菌的功效，可用于流行性感冒、流行性脑脊髓膜炎、痢疾等流行性传染病的治疗。

黄连白头翁粥

 黄连10克　 肉豆蔻10克
 白头翁50克　 粳米30克

【制作过程】❶黄连、肉豆蔻、白头翁洗净，入砂锅煎煮，去渣取汁；粳米洗净，泡发。❷另起锅，加清水400毫升，煮至米粒开花。❸加入药汁，煮成粥即可。

【功能效用】本品具有清热解毒、止泻止痢的功效，适合湿热型肠炎腹泻、痢疾患者食用。

扁豆山药粥

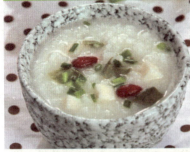

【材料准备】扁豆20克，山药30克，红腰豆10克，大米90克，葱少许，盐2克。

【制作过程】❶扁豆洗净，切段；红腰豆洗净；山药去皮洗净，切块；大米洗净，泡发；葱洗净，切成葱花。❷锅置火上，注水后，放入大米、红腰豆、山药，用大火煮至米粒开花，再放入扁豆。❸用小火煮至粥浓稠，放入盐调味，撒上葱花即可食用。

【功能效用】扁豆是甘淡温和的健脾化湿药，能健脾和中，消暑清热，解毒消肿。

绿豆苋菜枸杞粥

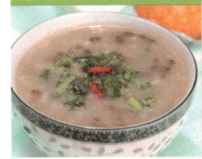

【材料准备】大米、绿豆各40克，苋菜30克，枸杞子5克，冰糖10克。

【制作过程】❶大米、绿豆均泡发洗净；苋菜洗净，切碎；枸杞子洗净，备用。❷锅置火上，倒入清水，放入大米、绿豆、枸杞子煮至开花。❸至粥浓稠时，加入苋菜、冰糖稍煮即可。

【功能效用】苋菜具有解毒清热、补血止血、抗菌止泻等功效。绿豆、苋菜、枸杞子同煮粥，有增强人体免疫力、消炎止痛、防治痢疾的作用。

豆芽豆腐粥

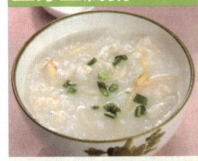

【材料准备】大米100克，黄豆芽15克，豆腐30克，盐2克，香油5克，葱少许。

【制作过程】❶豆腐洗净，切块；黄豆芽洗净；大米洗净；葱洗净，切成葱花。❷锅置火上，注水后放入大米，用大火煮至米粒开花。❸放入黄豆芽、豆腐，改小火煮至粥成，调入盐、香油入味，撒上葱花即可。

【功能效用】豆腐含有脂肪、碳水化合物、维生素和矿物质等。此粥具有温中补气、防治痢疾的功效。

黄瓜芦荟大米粥

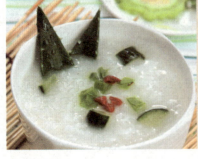

【材料准备】黄瓜、芦荟各20克，大米80克，盐2克，枸杞子、葱少许。

【制作过程】❶大米洗净，泡发；芦荟洗净，切成小粒备用；黄瓜洗净，切成小块；葱洗净，切成葱花。❷锅置火上，注入清水，放入大米；煮至米粒熟烂后，放入芦荟、黄瓜、枸杞子。❸用小火煮至粥成，调入盐，撒上葱花即可食用。

【功能效用】芦荟所含多糖的免疫复活作用可提高机体的抗病能力。此粥有调理肠胃的作用。

月经不调

中医认为，月经不调主要是由七情所伤或外感六淫，或先天肾气不足，多产、房劳、劳倦过度，使脏气受损，肾、肝、脾功能失常，气血失调，致冲、任二脉损伤所致。月经不调常表现为月经周期不准，超前，拖后，无定期，经量过多、过少，色泽紫黑或淡红，经血浓稠或稀薄，还伴有头晕、乏力、心慌、气急等现象。

百合腰花汤

猪腰1个　生姜10克　葱1根　百合15克

西洋参15克　红枣6枚　蒲公英10克　玫瑰花15克

【制作过程】❶猪腰剖开，剔除白筋，切片。❷将药材洗净；姜去皮切片，葱洗净切末，蒲公英和玫瑰花用纱布袋装好备用。❸药材放入锅中，加水煮开后加入猪腰、姜片及其他调料；煮熟后将纱布袋去除，加入葱末即可。

【功能效用】本品鲜香可口，润肺、补肾气，适合月经不调及经血不足所致咳嗽者食用。

益母土鸡汤

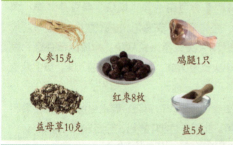

人参15克　　鸡腿1只
益母草10克　红枣8枚　盐5克

【制作过程】❶将人参、红枣、益母草均洗净，人参切片；鸡腿剁块，放入沸水中汆烫后捞出，洗净。❷将鸡块和人参片、红枣、益母草放入锅中，加1000毫升水，以大火煮开，再转小火续炖25分钟。❸加盐调味即成。

【功能效用】本品能活血化瘀、缓中止痛、调经，适合月经不调、经色淡、量少，并伴神疲乏力、面色苍白的患者食用。

艾叶止痛粥

艾叶10克　泽兰10克　黄芪15克

当归15克　粳米100克　红糖少许

【制作过程】❶将黄芪、当归、泽兰、艾叶均洗净，煎煮15分钟，去渣取汁。❷锅里放入洗净的粳米和药汁，加水煮至熟烂。❸加入适量红糖，待溶即可。

【功能效用】本品可补气血、健脾胃、温经散寒、止疼痛，适用于月经不调、痛经等症食用。

益母红枣粥

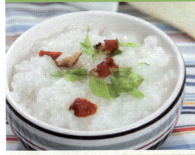

【材料准备】益母草嫩茎叶20克，红枣10枚，大米100克，盐适量。

【制作过程】❶大米洗净泡发；红枣去核，切成小块；益母草嫩茎叶洗净切碎。❷大米入锅，加适量清水煮开。❸放入红枣煮至粥浓稠，下入益母草嫩茎叶，调入盐拌匀即可。

【功能效用】益母草嫩茎叶含蛋白质、碳水化合物等多种营养成分，具有活血、祛瘀、调经、消水的功效。益母草嫩茎叶、红枣与大米同煮为粥，能活血化瘀、补血养颜，可以治疗妇女月经不调、痛经等症。

鸡蛋麦仁葱香粥

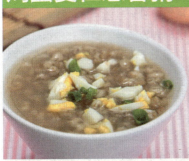

【材料准备】鸡蛋1个，麦仁100克，盐2克，葱花、麻油、胡椒粉适量。

【制作过程】❶将麦仁洗净，放入清水中浸泡；鸡蛋洗净，煮熟后去壳切碎。❷锅置火上，注入清水，放入麦仁，煮至粥将成。❸放入鸡蛋碎，加盐、麻油、胡椒粉调匀，撒上葱花即可。

【功能效用】鸡蛋被人们称为"理想的营养库"，能健脑益智、延缓衰老、保护肝脏、补充营养。麦仁含有蛋白质、纤维和矿物质，可用于治疗营养不良等症。

牛奶鸡蛋小米粥

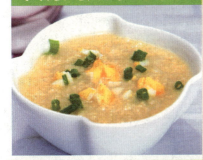

【材料准备】牛奶50克，鸡蛋1个，小米100克，白糖5克，葱花适量。

【制作过程】❶小米洗净，浸泡片刻；鸡蛋煮熟后去壳切碎。❷锅置火上，注入清水，放入小米，煮至八成熟。❸倒入牛奶，煮至米烂；再放入鸡蛋碎，加白糖调匀，撒上葱花即可。

【功能效用】牛奶含有丰富的蛋白质、脂肪、糖类及钙、磷、铁和维生素等营养成分，有镇静安神、美容养颜的功效。鸡蛋能健脑益智、延缓衰老。

冬瓜鸡蛋粥

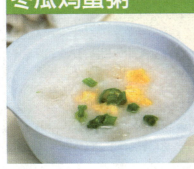

【材料准备】冬瓜20克，鸡蛋1个，大米80克，盐3克，葱花、麻油、胡椒粉适量。

【制作过程】❶大米淘洗干净，放入清水中浸泡。冬瓜去皮洗净，切小块。鸡蛋煮熟，取蛋黄切碎。❷锅置火上，注入清水，放入大米煮至七成熟。❸再放入冬瓜，煮至米稠瓜熟；放入蛋黄碎，加盐、麻油、胡椒粉调匀，撒上葱花即可食用。

【功能效用】冬瓜有止烦渴、利小便的功效。鸡蛋含有丰富的营养，能健脑益智、保护肝脏、延缓衰老。

痛经

痛经是指妇女在经期及前后出现小腹或腰部疼痛，严重者可伴有恶心呕吐、冷汗淋漓、手足厥冷，甚至昏厥。痛经，是妇科病最常见的症状之一，可分为原发性痛经和继发性痛经。原发性痛经多发于生殖器官无明显变化者，多见于青春期少女、未婚及已婚未育女性，此种痛经在正常分娩后可缓解或消失。继发性痛经多因生殖器官有器质性病变所致。

桂枝红枣汤

桂枝10克

红枣10枚

山楂15克

红糖30克

【制作过程】❶桂枝用清水浸泡后洗净，用纱布袋装好备用。❷红枣去核洗净，山楂去核洗净。❸将上述药材一起煎煮，煮好后拿去纱布袋，调入红糖即可。

【功能效用】本品能温经散寒、活血止痛，适合经前或经期小腹疼痛、得热痛减、经行量少等症患者食用。此汤酸甜可口，适合经期食欲不佳的女性饮用。

姜枣花椒汤

生姜24克

大枣30克

花椒9克

【制作过程】❶生姜去皮洗净，切片。❷大枣去核洗净，花椒洗净备用。❸锅中加入1500毫升清水，置火上，将生姜、大枣、花椒一同入锅，煎煮至熟即可。

【功能效用】本品温中止痛，适用于有寒凝气滞、经行不畅、色黯有块、畏寒肢冷等痛经症状的患者食用。

泽兰养血止痛粥

黄芪15克

当归15克

白芍15克

泽兰10克

粳米100克

红糖适量

【制作过程】❶将黄芪、当归、白芍、泽兰用清水冲洗干净，一同入锅煎煮取汁备用。❷粳米淘洗干净，与药汁一同入锅；煮至粥熟，依据个人口味调入适量红糖拌匀即可。

【功能效用】泽兰的主要作用是活血化瘀、行水消肿，是女性月经期间之必备品。本品能够补气血、健脾胃、止疼痛，适合妇女痛经者食用。

闭经

闭经是一种常见的妇科疾病症状，可分为原发性闭经和继发性闭经。女子凡年满18岁或第二性征已发育成熟2年以上仍未来月经称原发性闭经，多由遗传、性腺发育不良等因素所致；已有规则的月经周期，由于某些原因而停止行经达6个月以上称继发性闭经，多由精神因素或病理因素所致。食疗宜吃蛋、牛奶、桂圆、姜、红枣、红糖等。

番薯煲姜汤

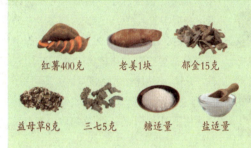

红薯400克　老姜1块　郁金15克
益母草8克　三七5克　糖适量　盐适量

【制作过程】❶将红薯洗净削皮，切块；三七研成粉；老姜（老姜的辛辣味重，活血祛寒的功效也强）洗净，整块用刀拍散备用。❷郁金、益母草洗净后，用纱布袋装好备用。❸锅中加入800毫升水煮沸，放入红薯、老姜及药袋；至红薯熟拿去药袋，撒入三七粉，调入糖、盐即可。

【功能效用】本品行气化瘀、调经顺气，适用于妇女闭经者。

虫草洋参鸡汤

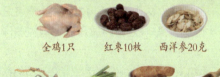

全鸡1只　红枣10枚　西洋参20克
冬虫夏草20克　葱1根　姜5片　盐适量

【制作过程】❶将全鸡处理干净，洗净，放入沸水中汆烫后捞出；葱洗净切段；姜去皮，切块；西洋参、冬虫夏草、红枣均洗净。❷将除盐外的所有食药材一同放入锅中，加水至淹没，大火煮开后改小火煮1小时，加盐调味即可。

【功能效用】本品可补气、活血、暖身，适用于妇女闭经者。

四物芡实粥

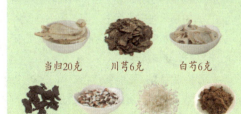

当归20克　川芎6克　白芍6克
熟地黄20克　芡实10克　粳米100克　红糖适量

【制作过程】❶将当归、川芎、白芍、熟地黄洗净，放入锅中煎煮，去渣留汁备用。❷将芡实洗净，泡水3小时，取出沥水。❸将粳米洗净，同芡实、药汁入锅煮粥；粥熟后调入红糖拌匀即可。

【功能效用】此粥能够调经止痛、补气养血、活血祛瘀，适用于妇女闭经者。

带下过多

"带下",是指女子白带带下,色白无臭味,这是正常的生理现象。当带下量明显增多,并且色、质、味异常,伴全身或局部症状,则称为带下过多。中医认为,本病主要由于湿邪影响任、带二脉,以致带脉失约、任脉不应所致,临床表现为白带增多、绵绵不断、腰痛、神疲乏力等,或赤白带相兼,或五色杂下,或脓浊样,有臭气。

蚕豆瘦肉汤

蚕豆60克　猪瘦肉100克　冬瓜200克　胡椒粉适量

葱段适量　姜适量　味精适量　盐适量

【制作过程】 ❶冬瓜洗净,切块;姜洗净,切片;蚕豆洗净;猪瘦肉洗净,切块。❷锅中放入蚕豆、猪肉片、冬瓜、葱段、姜片,加适量水;大火煮沸后,改小火煮至蚕豆烂熟;再依据个人口味加入盐、味精、胡椒粉,搅匀即可。

【功能效用】 本品清热解毒、利水除湿,适合带下过多、风湿病、疲倦食少等患者食用。

马齿苋瘦肉汤

鲜马齿苋200克　猪瘦肉150克　料酒适量

鸡精适量　盐适量

【制作过程】 ❶马齿苋择洗干净,切段;猪瘦肉洗净,切丝。❷锅内放入马齿苋、猪肉丝、料酒,加入清水,大火煮沸后改小火煮30分钟;加入盐、鸡精调味即可。

【功能效用】 本品能够利水止带、清热祛湿、消炎解毒,适合带下过多、湿热型急性宫颈炎患者食用。

乌鸡莲子粥

白果6克　莲子15克

粳米50克　乌鸡1只

【制作过程】 ❶将白果、莲子洗净并研成细粉。❷将乌鸡处理干净,将细粉纳入鸡膛。❸粳米淘洗干净后,与乌鸡一同放入锅中,加水煮成粥;至熟时依据个人口味加入调料调味即可。

【功能效用】 本粥能够养心安神、益气补血、收涩止带、滋阳固肾,适合带下过多患者食用。

产后恶露不绝

产后恶露不绝，是指产妇分娩后恶露持续20日以上仍淋漓不断，相当于西医的晚期产后出血、产后子宫复旧不全。中医认为，本病主要是由于冲任失调，气血运行失常所致。本病有虚、实之分，虚即恶露色淡、质稀、无臭味，小腹软而喜按；实即恶露紫黯、有块或有臭味，小腹胀而拒按。

人参乌鸡汤

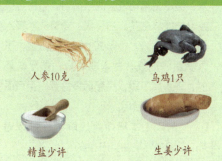

人参10克　乌鸡1只　精盐少许　生姜少许

【制作过程】❶人参洗净泡软后切片；生姜洗净切片。❷将乌鸡宰杀，除去内脏，流水洗净，再用清水浸泡，其间换水数次，至水清亮为止。❸将准备好的人参片装入鸡腹中，放入砂锅内，加入姜片，隔水炖至鸡熟烂，加入调料调味即可。

【功能效用】本品可益气补虚，适合产后恶露不绝者食用。

桃仁莲藕汤

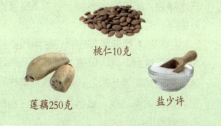

桃仁10克　莲藕250克　盐少许

【制作过程】❶桃仁洗净；莲藕洗净，切块备用。❷桃仁、莲藕一同入锅，加水炖煮；至藕熟烂，加入适量的盐调味，拌匀即可。

【功能效用】莲藕含丰富的铁质，对贫血之人颇为适宜。本品能够清热、凉血活血，适合血热血瘀所致产后恶露不绝、产后血瘀发热者食用。

益母草粥

益母草50克

粳米100克

红糖适量

【制作过程】❶将益母草用清水冲洗干净，放入锅中煎煮，煎好后去渣留汁备用。❷粳米淘洗干净，与煎好的药汁一同入锅煮粥；煮好时加入适量的红糖，调匀即可。

【功能效用】此粥能活血化瘀，适合血瘀所致产后恶露不绝、月经不调、痛经、水肿者食用。

乳腺炎

乳腺炎是指女子乳腺的急性化脓性感染，是产褥期的常见病，为引起产后发热的原因之一。乳腺炎常见于哺乳期妇女，尤其是初产妇，多发生于产后3～4周。初期患者发热恶寒，患侧乳房红、肿、热、痛，多因乳头破裂所致。中医认为，本病为产后情志不舒，肝气郁结，以致乳络不通，郁而化热，瘀而成痈。

银花猪蹄汤

金银花10克　桔梗10克　白芷10克　白茅根10克

通草12克　猪蹄1只　黄瓜35克　盐6克

【制作过程】❶将猪蹄洗净，切块，汆水；黄瓜去瓤切段，洗净备用。❷将金银花、桔梗、白芷、白茅根、通草洗净装入纱布袋，扎紧。❸汤锅上火，倒入水，下入猪蹄、药袋，调入盐烧开；煲至快熟时，下入黄瓜段，捞起药袋丢弃；至黄瓜熟，盛出即可食用。

【功能效用】本品可清热解毒、排脓通乳，适合急性乳腺炎患者食用。

黄柏生地饮

黄柏10克　黄连10克

生地黄10克　蜂蜜适量

【制作过程】❶黄柏、黄连、生地黄洗净，备用。❷将洗好的药材放入杯中，以开水冲泡，加盖焖10分钟。❸加入蜂蜜调味即可。

【功能效用】黄连能泻心火，除烦热。黄柏有清热燥湿、泻火解毒、退热除蒸的功效。生地黄能清热凉血。本品具有清热利湿、凉血消肿功效，适合急性单纯性乳腺炎患者食用。

绿豆银花粥

绿豆50克　金银花50克　粳米100克

黄连10克　地肤子10克　白糖适量

【制作过程】❶绿豆洗净后浸泡半天；粳米淘洗干净，备用。❷金银花、黄连、地肤子洗净，入锅加水煎煮，取汁备用。❸取药汁与淘洗干净的粳米、绿豆一同煮粥，至粥熟烂后加入白糖调味即可。

【功能效用】本品可清热解毒、消炎止痛，适用于急性乳腺炎，可改善乳腺红、肿、热、痛等症状。

豆腐杏仁花生粥

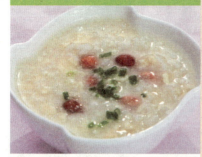

【材料准备】豆腐、杏仁、花生仁各20克,大米110克,盐2克,味精1克,葱花3克。

【制作过程】❶豆腐切小块,大米洗净后泡发半小时。❷锅置火上,注水后放入大米,用大火煮至米粒开花。❸放入杏仁、豆腐块、花生仁,改小火煮至粥浓稠,再调入盐、味精、葱花即可。

【功能效用】豆腐有清热润燥、利小便、解热毒的功效。花生有健脾和胃、润肺化痰、清喉补气的功效。食用此粥,可清热解毒,治疗乳腺炎。

青菜罗汉果粥

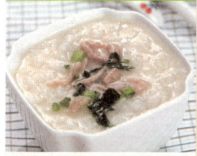

【材料准备】大米100克,猪瘦肉50克,罗汉果1个,青菜20克,盐3克,鸡精1克。

【制作过程】❶猪瘦肉洗净,切丝;青菜洗净,切碎;大米淘净泡好;罗汉果打碎入锅煎煮,取汁备用。❷锅中加清水、大米,旺火煮开;再改中火,下入猪肉丝煮至肉熟。❸倒入罗汉果汁,改小火,放入青菜碎;熬至粥成,下入盐、鸡精调味即可。

【功能效用】罗汉果能清热解毒、清肺利咽、散寒燥湿。此粥有利水消肿、清热解毒的功效。

三蔬海带粥

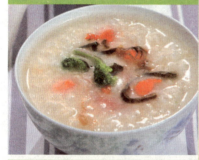

【材料准备】胡萝卜、圣女果、西兰花、海带丝各20克,大米90克,盐、味精各1克。

【制作过程】❶大米浸泡半小时;圣女果、胡萝卜洗净切成小块;西兰花洗净掰成小朵。❷锅置火上,加水、大米,大火煮至米粒开花;放入圣女果、西兰花、胡萝卜、海带丝。❸小火煮至粥成,加盐、味精调味即可。

【功能效用】圣女果有健胃消食、生津止渴、清热解毒、补血养血的功效。常食此粥,可清热解毒。

胡萝卜玉米罗汉粥

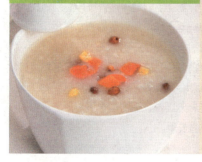

【材料准备】罗汉果、郁李仁各15克,大米100克,胡萝卜丁、玉米粒、冰糖适量。

【制作过程】❶大米淘净,入清水浸泡。❷将罗汉果放入纱布袋,扎紧封口,放入锅中,加适量清水煎汁。❸锅置火上,放入大米、郁李仁,加清水,兑入罗汉果汁,煮至八成熟;放入胡萝卜丁、玉米粒,煮至米粒开花,放入冰糖煮溶调匀即可。

【功能效用】常食此粥,可辅助治疗乳腺炎。

子宫脱垂

子宫从正常位置沿阴道下降,子宫颈外口达坐骨棘水平以下,甚至子宫全部脱出于阴道口外,称为子宫脱垂。子宫脱垂常伴有阴道前、后壁膨出。本病主要是因盆底支持组织的损伤、薄弱引起,多发于女子产后体质虚弱,气血受损,分娩时用力太大。食疗宜吃鸡、山药、扁豆、莲子、芡实、泥鳅、淡菜、韭菜、大枣、发菜、紫菜、海带、裙带菜等。

升麻鸡蛋汤

升麻10克

鸡蛋2个

盐适量

【制作过程】❶升麻用清水冲洗干净,入锅加水煎汁,去渣留汁备用。❷将鸡蛋打散成鸡蛋液,加入适量的盐调匀,与药汁一起入锅煮汤;汤成后加入盐调味即可。

【功能效用】升麻具有升阳举陷的功效,适用于中气虚弱、气虚下陷的子宫脱垂等症。本品能补气、补虚,适合子宫脱垂患者食用。

升麻炖大肠

升麻15克

猪大肠1段

黑芝麻100克

姜适量

葱适量

【制作过程】❶在盆里加点面粉和盐,再加少许水,放入猪大肠使劲反复搓洗,直至有大量黏液产生;用清水将猪大肠冲洗干净,装入升麻与黑芝麻,用线扎好。❷将猪大肠放入锅内,加入姜、葱和清水,先武火烧沸,再改文火炖3小时,撒入调料即可。

【功能效用】本品可益气补肾、固脱,适合子宫脱垂患者食用。

黄芪党参粥

黄芪30克

党参20克

粳米100克

白糖适量

【制作过程】❶将黄芪、党参分别用清水洗净,备用。❷粳米淘洗干净,与黄芪、党参一同入锅,加适量的清水煮粥;至粥熟时加入适量的白糖拌匀即可。

【功能效用】黄芪具有补而不腻的特点,与人参、党参等补药配伍,效果更好。此粥能补气固脱,适合中气下陷所致子宫脱垂患者食用。

更年期综合征

更年期是妇女从生育期向老年期过渡的一段时期,卵巢功能逐渐衰退。在此期间,因性激素分泌量减少,出现了以自主神经功能失调为主的症候群,称更年期综合征。症状有潮热、出汗、情绪不稳定、易激动等,晚期会因泌尿系统、生殖道萎缩而发生外阴瘙痒、尿频急、膀胱炎等。食疗宜吃香蕉、大枣、奇异果等。

燕麦莲藕汤

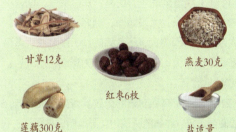

甘草12克　红枣6枚　燕麦30克　莲藕300克　盐适量

【制作过程】❶燕麦洗净,泡水1小时;红枣洗净,泡软去核;莲藕洗净,切块;甘草洗净备用。❷将燕麦、甘草、红枣放入锅中,加水煮开后加入莲藕;至莲藕熟烂加盐调味即可。

【功能效用】莲藕能健脾益气、补虚止汗、养胃润肠,与红枣、燕麦同煮粥,能凉血、养胃调气、祛斑润肤。本品为更年期睡眠不佳、心烦津枯、黑斑过多等症状的最佳调理药膳之一。

枸杞莲心茶

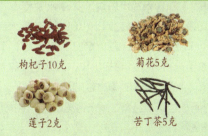

枸杞子10克　菊花5克　莲子2克　苦丁茶5克

【制作过程】❶将枸杞子、菊花、莲子、苦丁茶洗净。❷将所有材料放入杯中,用沸水冲泡,加盖焖10分钟即可。可依个人口味加适量白糖调味。

【功能效用】本品有滋阴清热、养肝益肾的功效,适用于肝肾阴虚型卵巢早衰,对兼有心神不宁者尤为适宜,是缓解女性更年期症状的最佳饮品之一。

山药枸杞粥

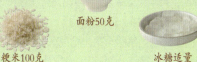

山药400克　枸杞子12克　面粉50克　粳米100克　冰糖适量

【制作过程】❶枸杞子洗净;山药洗净,捣成泥,放入碗中,加入面粉拌匀成面团,然后以蘸水的汤匙舀入开水中,煮至浮起,捞出备用。❷粳米洗净入锅,注水煮粥;至粥快熟时加入枸杞子和山药团,调入适量冰糖拌匀即可。

【功能效用】本品可补肾,增强体力,适合更年期妇女食用。

甘麦红枣粥

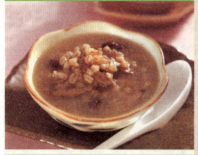

【材料准备】甘草15克,小麦50克,红枣10枚。

【制作过程】❶将甘草放入锅中熬煮,去渣取汁备用。❷将药汁与小麦、红枣一起放入锅中煮粥,粥将成时调味即可。

【功能效用】甘草有清热解毒、补脾益气、缓急止痛的功效。小麦有养心、益肾、和血、健脾的功效。红枣有养血安神、缓肝急、治心虚的功效。三者相配伍,能甘缓滋补、宁心安神、柔肝缓急,适合更年期脏躁症患者食用。

洋葱青菜肉丝粥

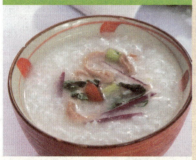

【材料准备】洋葱50克,青菜30克,猪瘦肉100克,大米80克,盐3克,鸡精1克。

【制作过程】❶青菜洗净,切碎;洋葱洗净,切丝;猪瘦肉洗净,切丝;大米淘净,泡好。❷锅中注水,下入大米煮开;改中火,下入猪肉丝、洋葱丝,煮至猪肉熟。❸改小火,下入青菜,待粥熬成,加入盐、鸡精调味即可。

【功能效用】洋葱有降血脂的功效。青菜有降血脂、润肠通便等功效。此粥能调理妇女更年期综合征。

韭菜猪骨粥

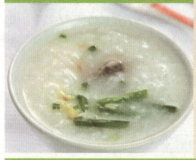

【材料准备】猪骨500克,韭菜50克,大米80克,醋、料酒、盐、味精、姜末、葱花各适量。

【制作过程】❶猪骨洗净斩块,入沸水汆烫;韭菜洗净,切段;大米淘净,泡半小时。❷猪骨入锅,加清水、料酒、姜末,旺火烧开;滴入醋,下入大米,煮至米粒开花。❸转小火,放入韭菜熬煮成粥,粥成调入盐、味精,撒上葱花即可。

【功能效用】韭菜与猪骨、大米合熬成粥,能补肾助阳、益脾健胃。

山楂猪骨大米粥

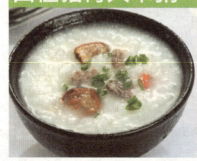

【材料准备】干山楂50克,猪骨500克,大米80克,盐、味精、料酒、醋、葱花各适量。

【制作过程】❶干山楂用温水泡发,洗净;猪骨洗净,斩块,入沸水汆烫,捞出;大米淘净,泡好。❷猪骨入锅,加清水、料酒,旺火烧开;滴入醋,下入大米至米粒开花,转中火熬煮。❸放入山楂,熬煮成粥,加入盐、味精调味,撒上葱花即可。

【功能效用】山楂与猪骨、大米合熬成粥,有健脾和胃、养心安神的功效。

阳痿

阳痿是指男性阴茎勃起功能障碍，表现为男性在有性欲的情况下，阴茎不能勃起或能勃起但不坚硬，不能进行性交活动。勃起功能障碍是最常见的男性性功能障碍。部分患者常有神疲乏力、腰膝酸软、自汗盗汗、性欲低下、畏寒肢冷等身体虚弱现象。食疗宜吃淫羊藿、牛鞭、羊鞭、鹿茸、冬虫夏草、杜仲等。

当归牛鞭壮阳汤

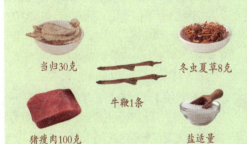

当归30克　冬虫夏草8克　牛鞭1条　猪瘦肉100克　盐适量

【制作过程】❶猪瘦肉洗净，切大块；当归用水略冲；冬虫夏草洗净。❷牛鞭洗净，切成段。❸将以上材料一同放入砂锅内，加适量清水，用大火煮沸；再改小火煮至肉熟，牛鞭脱骨，然后依据个人口味调入盐即可。

【功能效用】牛鞭主治肾虚阳痿、遗精、腰膝酸软等症。此汤具有添精补髓、补肾壮阳的功效。

陈皮红椒烧狗肉

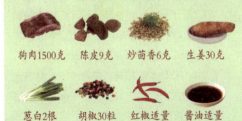

狗肉1500克　陈皮9克　炒茴香6克　生姜30克　葱白2根　胡椒30粒　红椒适量　酱油适量

【制作过程】❶先将狗肉洗净，切块，焯去血水，放进砂锅中，加入盐、炒茴香、姜、葱白、胡椒、红椒、陈皮和适量水，用武火煮开，再转小火煮烂。❷加酱油，烧透即成。

【功能效用】本品温补脾肾，适合脾肾虚损之阳痿、腰膝冷痛、性欲低下、身体畏寒等症者食用。

人参壮阳茶

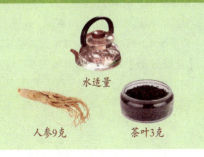

水适量　人参9克　茶叶3克

【制作过程】❶人参、茶叶洗净备用。❷把人参、茶叶放进锅中，加水500毫升，煎汤。❸每日1剂，温服。

【功能效用】人参能补元气、温肾壮阳，善疗男子阳痿早泄。男性更年期综合征者用人参泡茶饮用，多有益处。本品能壮阳补元，强肾益气，适用于阳痿不举，或举而不坚等男性性功能障碍者。

第四章　常见病对症食疗方

遗精

成年男子在非性交的情况下精液自泄，称为遗精，又名遗泄、失精。遗精分为梦遗和滑精两种。在梦境中之遗精，称梦遗；无梦而自遗者，称滑精。遗精患者会出现神疲乏力、精神萎靡、困倦、腰膝酸软、失眠多梦或记忆力衰退等症，食疗宜吃芡实、山茱萸、金樱子、甲鱼、柏子仁、酸枣仁等。

甲鱼芡实汤

甲鱼300克

芡实10克

枸杞子5克

红枣4枚

盐适量

生姜适量

【制作过程】❶甲鱼洗净，斩块，汆水。❷芡实、枸杞子、红枣洗净备用，生姜洗净切片。❸净锅上火，倒入水，投入甲鱼、芡实、枸杞子、红枣、姜片，用大火煮沸，再改小火煮至甲鱼熟烂；待汤成时，依据个人口味加盐调味即可。

【功能效用】本品具有补肾固精、滋阴补虚的功效，可改善肾虚遗精、早泄、腰膝酸软、阴虚盗汗等症状。

红枣柏子小米粥

小米100克

红枣10枚

柏子仁15克

白糖少许

【制作过程】❶红枣、小米洗净，分别放入碗内，泡发；柏子仁洗净备用。❷砂锅洗净，置于火上，将红枣、柏子仁放入砂锅内，加清水煮熟后转小火。❸加入小米共煮粥，至黏稠时加入白糖，搅匀即可。

【功能效用】本品具有健脾养心、益气安神的功效，适合心神不宁、失眠多梦的梦遗患者食用。

金樱鲫鱼汤

金樱子30克

鲫鱼250克

香油5克

食盐5克

【制作过程】❶将鲫鱼去内脏，洗净；金樱子洗净，备用。❷把鲫鱼、金樱子放进锅中，加适量水，用大火煮沸，再改小火煮至汤浓。❸加入香油、食盐调味即可。

【功能效用】本品具有补肾固精、利尿消肿的功效，适用于男子肾气不固而致遗精、滑精等。

小儿流涎

小儿流涎就是小儿流口水,是指小儿口中唾液不自觉从口内流溢出的一种病症,多发于断奶前后、一岁左右的婴儿。小儿流涎主要表现为:患儿不断流涎,浸渍于两颐及胸前,胸前部衣服常被浸润湿透,且口腔周围发生粟粒样红疹及糜烂。随着小儿生长发育,流口水的现象通常会逐渐消失。食疗宜吃益智仁、鸡内金、远志、陈皮、薏苡仁、绿豆等。

陈皮猪肚粥

陈皮10克　　猪肚60克　　大米60克

黄芪15克　盐3克　鸡精1克　葱花适量

【制作过程】❶猪肚洗净,切成长条;大米淘净,浸泡半小时后,捞出沥干;黄芪、陈皮均洗净,陈皮切碎。❷锅中注水,下入大米,大火烧开;再放入猪肚、陈皮、黄芪,转中火熬煮。❸待米粒开花,转小火煮至粥浓稠,加盐、鸡精调味,撒上葱花即可。

【功能效用】本品健脾养胃、滋补虚损,可用于脾虚引起的小儿流涎。

桂圆陈皮糯米粥

桂圆肉20克　　　　糯米100克

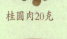

陈皮10克
生姜5克　　　　　白糖5克

【制作过程】❶糯米淘洗干净,放入清水中浸泡;桂圆肉、陈皮洗净;姜洗净切丝。❷锅置火上,放入糯米,加适量清水,煮至粥将成。❸放入桂圆肉、陈皮、姜丝,煮至米烂后放入白糖调匀即可。

【功能效用】此粥具有补益心脾、益气养血的功效,对小儿流涎有很好的食疗作用。

山药绿豆糖水

山药140克

绿豆100克　　　　白糖40克

【制作过程】❶绿豆洗净,泡至膨胀,取出沥水。❷将绿豆放入锅中,加入清水,以大火煮沸;再转小火续煮40分钟至绿豆软烂,加入白糖搅拌至溶化后熄火。❸山药去皮,洗净,切小丁,煮熟后捞起,与绿豆汤混合即可食用。

【功能效用】此粥具有补益心脾、益气养血的功效,对小儿流涎有食疗作用。

小儿厌食

小儿厌食是指小儿较长时期见食不贪、食欲不振，甚至拒食的一种常见病症，多发于3~6岁的儿童，可伴有腹部胀满、腹泻、呕吐等症。如果长期得不到矫正，会引发营养不良和发育迟缓、畸形，对儿童生长发育、营养状态和智力发育也会有不同程度的影响。食疗宜吃白术、党参、茯苓、黄芪、山药、黑芝麻、虾、紫菜等。

山药内金黄鳝汤

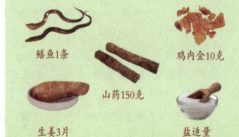

鳝鱼1条　鸡内金10克　山药150克　生姜3片　盐适量

【制作过程】 ❶山药去皮，洗净，切小段；鸡内金洗净；生姜洗净，切片。❷鳝鱼除杂，洗净，在开水锅内稍烫，捞起，过冷水，刮去黏液，切成长段。❸将鳝鱼、山药、鸡内金、姜片均放入砂锅内，加适量清水，煮沸后改小火煲1~2小时，再加盐调味即可。

【功能效用】 本品具有开胃、补气健脾、增强食欲的功效，适合脾虚食积型的小儿厌食患者食用。

羊肉草果豌豆粥

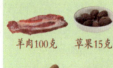

羊肉100克　草果15克　豌豆50克　大米80克

盐3克　味精2克　生姜汁5克　香菜适量

【制作过程】 ❶草果、豌豆洗净；羊肉洗净，切片；大米淘净，泡好。❷大米放入锅中，加适量清水，大火煮开；再下入羊肉、草果、豌豆，改中火熬煮。❸用小火将粥熬出香味，加盐、味精、生姜汁调味，撒上香菜即可。

【功能效用】 本品能燥湿散寒、温脾胃，可用于治疗脾胃虚寒型厌食并伴胃寒呕吐等症。

山楂饼

山楂15克　鸡内金7克

山药5克　麦粉70克

【制作过程】 ❶将山药、山楂和鸡内金研成细末。❷将麦粉与上述粉末加水，做成团，捏成饼，放到油锅里煎至两面金黄即可。❸每日吃1~2块饼。

【功能效用】 鸡内金能消积滞，健脾胃。本品具有健胃消食、增强食欲的功效，适用于小儿厌食。

橘皮粥

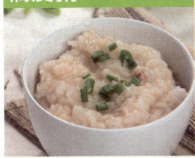

【材料准备】橘皮15克,粳米50克,葱花2克。

【制作过程】❶橘皮切细末。❷粳米入锅,加水煮成粥。❸粥熟时放入橘皮末,稍煮片刻,撒上葱花即可。

【功能效用】橘皮是芸香科植物橘类的果皮,有理气健脾、燥湿化痰的功效,能治疗因脾胃气滞所致的厌食。其与粳米煮粥,有顺气健胃、化痰止咳的功效,对脾胃气滞、脘腹胀满、消化不良、食欲不振、恶心呕吐等症有良好的治疗作用。

香菜大米粥

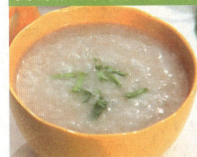

【材料准备】鲜香菜少许,大米90克,红糖5克。

【制作过程】❶大米泡发洗净;香菜洗净,切成细末。❷锅置火上,注入清水,放入大米,用大火煮至米粒绽开。❸放入香菜,改小火煮至粥浓稠,加入红糖调味即可食用。

【功能效用】香菜,气味芳香,有健脾开胃的功效。粳米有补中益气、健脾养胃、益精强志、和五脏、通血脉、聪耳明目、止烦、止渴、止泻的功效。香菜与粳米煮粥,有开胃的功效。

毛豆糙米粥

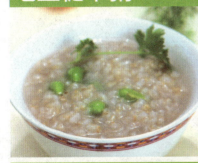

【材料准备】毛豆仁30克,糙米80克,盐2克。

【制作过程】❶糙米泡发,洗净;毛豆仁洗净。❷锅置火上,倒入清水,放入糙米、毛豆仁,煮沸。❸煮至浓稠状时,调入盐拌匀即可。

【功能效用】毛豆有健脾宽中、润燥消水、清热解毒、益气的功效。糙米中含有大量纤维素,有减肥、降低胆固醇、改善肠胃机能、净化血液、预防便秘等作用。

鲜藕雪梨粥

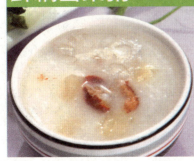

【材料准备】莲藕、红枣、雪梨各20克,大米80克,蜂蜜适量。

【制作过程】❶雪梨去皮洗净,切片;红枣去核洗净;莲藕洗净切片;大米洗净备用。❷锅置火上,放入水、大米,中火煮至米粒绽开,再放入雪梨、红枣、莲藕。❸用小火煮至粥成,调入蜂蜜即可。

【功能效用】雪梨能促进食欲,帮助消化,并有利尿通便和解热的作用,可用于高热时补充水分和营养。此粥亦适于小儿厌食症。

小儿腹泻

小儿腹泻是由多种因素引起的以腹泻为主要症状的一组疾病,多发于1~2岁的儿童。患者一般无发热或发热不高,伴食欲不振,偶有溢乳或呕吐,重者会出现精神差、皮肤干燥、小便减少等症。食疗宜吃白扁豆、石榴皮、荸荠、石榴、猪肚等。

芡实莲子薏苡仁汤

芡实100克　　莲子100克　　薏苡仁100克　　茯苓50克

山药50克　　猪小肠500克　　肉豆蔻10克　　盐2小匙

【制作过程】❶猪小肠处理干净,放入沸水中汆烫,捞出,剪成小段,备用。❷将药材洗净,与备好的小肠一起放入锅中,加水没过所有材料。❸用中火炖煮2小时左右,待小肠熟烂后加入盐调味即可。

【功能效用】芡实具有补中益气、滋养强身、固肾涩精、健脾止泻的功效,与山药搭配食用,能够起到非常好的止泻、强身的食疗作用。本品能温补脾阳、固肾止泻,适合慢性小儿腹泻患者食用。

茯苓粥

大米70克　　薏苡仁20克

茯苓10克　　白糖3克

【制作过程】❶大米、薏苡仁均泡发洗净,茯苓洗净。❷锅置火上,倒入清水,放入大米、薏苡仁、茯苓,以大火煮开,再改为小火。❸待煮至浓稠状,调入白糖拌匀即可。

【功能效用】本品具有清热利湿、健脾止泻的功效,适合湿热型慢性肠炎患者食用。

藕楂泥

鲜山楂5枚　　藕粉适量

【制作过程】❶将山楂洗净,去皮去核,切成小块。❷将山楂放进锅中,煮熟后,用纱布过滤,取汁,趁热加入藕粉中。❸依个人口味加少许白糖调味,拌匀即可食用。

【功能效用】本品能消食化积,主治小儿因贪吃油腻引起的腹泻,但注意不要过量食用。

小儿肥胖

小儿肥胖医学上指儿童体内脂肪积聚过多，体重超过标准体重的20%。超过20%～29%为轻度肥胖，超过30%～49%为中度肥胖，超过50%为重度肥胖。小儿肥胖多由遗传及饮食摄入过多等因素造成。过度肥胖儿童到了成年易出现高血压、冠心病及糖尿病等并发症。防治小儿肥胖，食疗宜吃冬瓜、豌豆、黄瓜等。

茯苓豆腐羹

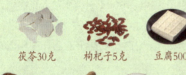
茯苓30克　枸杞子5克　豆腐500克

香菇适量　盐适量　料酒适量　淀粉适量

【制作过程】❶将豆腐洗净，挤压出水，切成小方块，撒上盐；香菇洗净切成片；茯苓、枸杞子洗净备用。❷将豆腐块下入高温油中炸至金黄色。❸清汤、盐、料酒倒入锅内烧开，加淀粉勾成白汁芡，再下入炸好的豆腐、茯苓、香菇片、枸杞子，调匀后立即出锅即成。

【功能效用】本品有健脾化湿、减肥、降血糖等功效。

防己黄芪粥

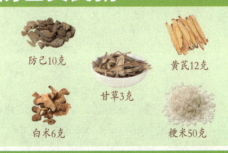
防己10克　黄芪12克　甘草3克　白术6克　粳米50克

【制作过程】❶将防己、黄芪、白术、甘草洗净，装入纱布袋中；再将纱布袋放入锅中，加入清水至没过所有的材料。❷用大火煮沸后，再改文火煎煮30分钟左右。❸加入粳米煮成粥，捞出纱布袋即可。

【功能效用】此粥可补血健脾、利水消肿，用于肥胖症。

双苓黄瓜汤

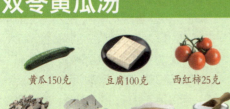
黄瓜150克　豆腐100克　西红柿25克

猪苓5克　茯苓10克　麻油10克　盐适量

【制作过程】❶将豆腐洗净，切块；黄瓜洗净，切片；西红柿洗净，切块；猪苓、茯苓装进纱布袋中，备用。❷将豆腐和药袋放进锅中，加适量水，约煮20分钟后，取出药袋，放入黄瓜和西红柿稍煮。❸调入麻油和盐即可。

【功能效用】本汤利水消肿，调理脾胃，对小儿单纯性肥胖有一定的效果。

风湿性关节炎

风湿性关节炎是一种常见的急性或慢性结缔组织炎症,临床以关节和肌肉游走性酸楚、重着、疼痛为特征。风湿性关节炎常反复发作,易累及心脏,引起风湿性心脏病。此病多发于中老年人,男性多于女性。风湿病的致病因素较为复杂,最常见的病因为自身免疫性结缔组织病及遗传因素。防治风湿性关节炎,食疗宜吃绿豆、西瓜、红枣、薏苡仁等。

桑寄生连翘鸡脚汤

桑寄生30克

鸡脚400克

连翘15克

红枣2枚

盐适量

【制作过程】❶桑寄生、连翘、红枣均洗净。❷鸡脚洗净,去爪甲,斩块,入沸水中汆烫。❸将1600毫升清水放入瓦煲内,煮沸后加入以上用料;大火再煲开后,改小火煲2小时,依据个人口味加盐调味即可。

【功能效用】本品可补肝肾、强筋骨、祛风湿,对肝肾不足、腰膝酸痛等风湿病患者有较好的食疗效果。

生姜肉桂炖猪肚

猪肚150克

猪瘦肉50克

生姜15克

肉桂5克

薏苡仁25克

盐6克

【制作过程】❶将猪肚里外反复洗净,汆水后切成长条;猪瘦肉洗净后切成块。❷生姜去皮,洗净,用刀拍烂;肉桂浸透,洗净;薏苡仁淘洗干净。❸将以上用料放入炖盅内,加适量清水,隔水炖2小时,调入盐即可。

【功能效用】本品温肾助阳、温里散寒,适合心肾阳虚型畏寒、四肢发凉的患者食用。

木瓜薏苡仁粥

木瓜30克

薏苡仁15克

粳米80克

白糖40克

【制作过程】❶将木瓜和薏苡仁洗净,木瓜切片。❷粳米洗净,泡发后放进锅中,再加入木瓜、薏苡仁和适量水,用大火煮沸;然后改小火煮至粥成,依个人口味加少许白糖,搅拌均匀即可食用。

【功能效用】薏苡仁具有抗炎、抗风湿的作用。此粥能祛风利湿,舒筋止痛,适用于风湿性关节炎患者食用。

红枣大米粥

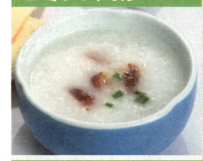

【材料准备】红枣20克,大米100克,白糖5克,葱花少许。

【制作过程】❶大米淘洗干净,用清水浸泡;红枣洗净,去核切碎。❷锅置火上,放入大米、红枣,煮至米粒开花。❸放入白糖稍煮调匀,撒上葱花即可。

【功能效用】红枣含有丰富的蛋白质、脂肪、糖分、胡萝卜素、维生素B、维生素C、维生素P及磷、钙、铁等。红枣与大米合煮为粥,有补中益气、健脾养胃、益精强志的功效,适用于类风湿关节炎等症。

三红玉米粥

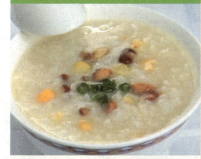

【材料准备】红枣、花生仁、红豆、玉米粒、大米、白糖、葱花各适量。

【制作过程】❶玉米粒洗净,红枣洗净去核;花生仁、红豆、大米泡发洗净。❷锅置火上,注水后,放入大米煮至沸;再放入玉米粒、红枣、花生仁、红豆。❸用小火慢煮至粥成,调入白糖,撒上葱花即可。

【功能效用】红豆有除热毒、散恶血、祛湿、利小便、通乳的功效,玉米有降血压、降血脂等功效。此粥能够辅助降血脂和血压。

百合雪梨粥

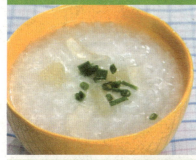

【材料准备】雪梨、百合各20克,糯米90克,冰糖20克,葱花少许。

【制作过程】❶雪梨去皮洗净,切片;百合泡发,洗净;糯米淘洗干净,泡发半小时。❷锅置火上,注入清水,放入糯米,用大火煮至米粒开花。❸放入雪梨、百合,改小火煮至粥成;再加入冰糖熬至溶化,撒上葱花即可。

【功能效用】梨有生津止渴、止咳化痰、清热降火、养血生肌的功效。此粥适用于调理类风湿关节炎。

雪梨双瓜粥

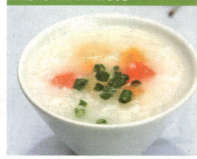

【材料准备】雪梨、木瓜、西瓜各适量,大米80克,白糖5克,葱少许。

【制作过程】❶大米洗净泡发;雪梨、木瓜去皮洗净,切成小块;西瓜去皮,去籽取瓤;葱洗净,切成葱花。❷锅置火上,注入水,放入大米,大火煮至米粒开花后,放入雪梨、木瓜、西瓜同煮。❸煮至粥浓稠,调入白糖入味,撒上葱花即可。

【功能效用】木瓜能理脾和胃、平肝舒筋。临床上常用木瓜治疗类风湿关节炎、腰膝酸痛、脚气等病。

芦荟白梨粥

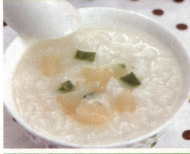

【材料准备】芦荟10克,梨30克,大米100克,白糖5克。

【制作过程】❶大米洗净泡发;芦荟洗净,切片;梨去皮洗净,切成小块。❷锅置火上,注入适量清水后,放入大米,用大火煮至米粒开花。❸放入梨、芦荟,用小火煮至粥成,调入白糖入味即可食用。

【功能效用】芦荟为独尾草科多年生草本植物,有泻下通便、清肝火、杀虫、除烦热的功效。此粥可治疗类风湿关节炎等症。

牛奶芦荟稀粥

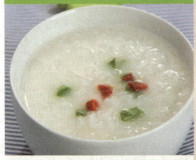

【材料准备】牛奶20克,芦荟10克,红椒少许,大米100克,盐2克。

【制作过程】❶大米洗净泡发;芦荟洗净,切成小片。红椒洗净,切圈。❷锅置火上,注入清水后,放入大米,煮至米粒开花。❸放入芦荟、红椒,倒入牛奶,用小火煮至粥成,调入盐入味即可。

【功能效用】牛奶可以降低胆固醇,防止消化道溃疡,对小儿、老人均有益处。牛奶、芦荟、大米合熬为粥,长期食用,可缓解风湿肿痛症状。

豆腐木耳粥

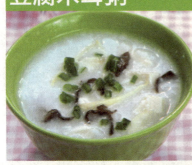

【材料准备】豆腐、黑木耳、大米、盐、姜丝、蒜片、味精、香油、葱花各适量。

【制作过程】❶大米洗净泡发;黑木耳泡发洗净,切丝;豆腐洗净切块。❷锅置火上,注入清水,放入大米,用大火煮至米粒开花后,放入黑木耳丝、豆腐块。❸再放入姜丝、蒜片,改小火煮至粥成;然后放入香油,加入盐、味精调味,撒上葱花即可。

【功能效用】豆腐有益气、和胃、健脾等功效。此粥可治疗类风湿关节炎等症。

桂圆大米粥

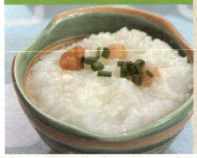

【材料准备】桂圆肉20克,大米100克,盐2克,葱花适量。

【制作过程】❶大米淘洗干净,桂圆肉洗净。❷锅置火上,加入适量清水,放入大米,以大火煮开。❸加入桂圆肉同煮,改小火煮至粥浓稠,调入盐拌匀,撒上葱花即可。

【功能效用】桂圆富含碳水化合物、蛋白质、多种氨基酸、维生素等营养成分,有补益心脾、养血宁神的功效,可治疗类风湿关节炎、气血不足、心悸怔忡、健忘失眠、血虚萎黄等症。

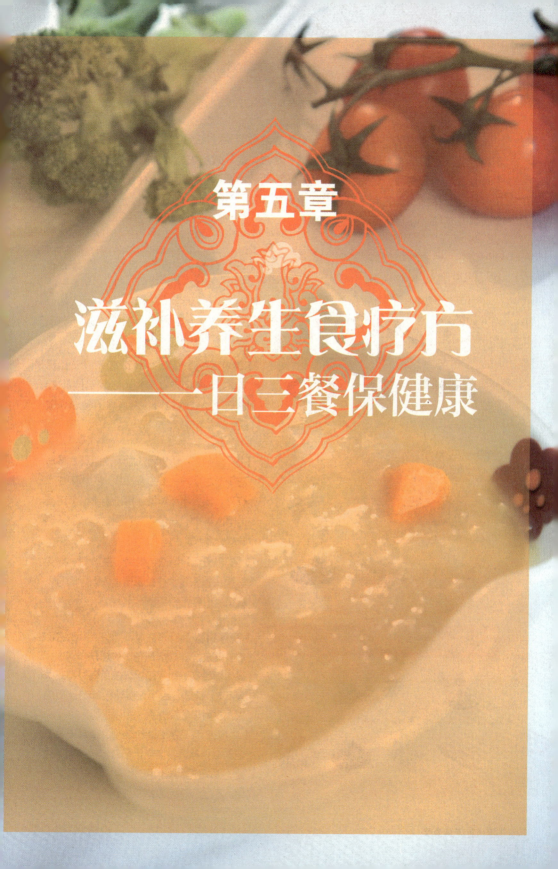

第五章
滋补养生食疗方
——一日三餐保健康

增强记忆力食疗方

中医认为,记忆力减退和心脾肾有关。思虑劳累过度,会导致心脾不足;机体循环不畅,会导致头沉头晕;年龄渐大,精亏髓减,会导致脑失所养。要增强记忆力,就要多进食具有养心安神、健脾补胃、补脑益智功效的药膳,常用的药材食材有人参、枸杞子、桂圆、核桃、黑芝麻、百合、莲子、何首乌、鱼、猪瘦肉、油菜、芹菜、莲藕、白菜,以及坚果、豆制品等。

莲子桂圆炖猪脑

莲子50克

猪脑2副

桂圆肉25克

陈皮1块

盐3克

味精2克

【制作过程】❶莲子、桂圆肉、陈皮分别用清水洗净,陈皮浸软备用。❷猪脑处理干净,氽水捞起。❸将上述材料放入炖盅内,注入适量清水,盖上盅盖,隔水炖4小时,再以少许盐、味精调味即可。

【功能效用】猪脑补脑安神、增强记忆力,桂圆补血养心。本品能健脾开胃、养心安神、健脑益智,常食可改善心烦失眠、健忘等症状。

天麻炖猪脑

猪脑300克

天麻15克

葱2棵

姜1块

枸杞子10克

红枣5克

【制作过程】❶猪脑洗净,去血丝;葱择洗干净后切段;姜去皮切片。❷锅中注水烧开,放入猪脑焯烫,捞出沥水。❸将高汤倒入碗中,再加入所有原材料,放入调味料,隔水炖2小时即可。

【功能效用】猪脑补骨髓、益虚劳,对更年期头晕头痛、神经衰弱、失眠、健忘、记忆衰退等症有改善作用。

茯苓糙米鸡

鸡半只

葱1根

姜1小块

茯苓10克

山药10克

松子仁1汤匙

红枣5个

糙米半碗

【制作过程】❶鸡洗净,切块,氽烫去血水;葱洗净,切成葱花。❷烧开一锅水,放入除葱花、松子仁以外的所有材料,大火煮5分钟后,改小火慢炖约30分钟即关火;食用前撒入松子、葱花即可。

【功能效用】茯苓健脾燥湿、镇静安神。山药滋养补脾,增强记忆力。松子润肠通便,适合脾胃虚弱、水肿、失眠患者食用。本品有健脑益智的功效。

椰子肉银耳煲乳鸽

 乳鸽1只
 银耳10克
 椰子肉100克
 红枣适量
 枸杞子适量
 盐少许

【制作过程】 ❶乳鸽洗净,银耳泡发洗净,红枣、枸杞子均洗净。❷热锅注水烧开,下入乳鸽滚尽血水,捞起。❸将乳鸽、红枣、枸杞子放入炖盅,注水后以大火煲沸;放入椰子肉、银耳,改小火煲2小时,加盐调味即可。

【功能效用】 乳鸽补而不燥。银耳滋阴养胃,润肺生津。椰子润肺滋阴,营养价值高,是一种无污染的原生态食品。此汤具有补益滋润、健脑益智之功效。

黄精陈皮粥

 黄精5克
 陈皮3克
 大米100克
 白糖8克

【制作过程】 ❶黄精洗净;陈皮洗净,浸泡发透后,切成细丝;大米洗净泡发。❷锅置火上,注入适量清水后,放入大米,用大火煮至米粒开花。❸放入黄精、陈皮,用小火熬至闻见粥的香味时,放入白糖调味即可。

【功能效用】 黄精补气养阴、健脾润肺、益肾,用于虚损、脾胃虚弱、体倦乏力、肺虚燥咳、精血不足、内热消渴。此粥具有滋阴补肾、补润心肺、行气健脾的功效。

牛蒡肉汤

 牛蒡根300克
 猪里脊肉150克
 紫菜50克
 香菜25克

【制作过程】 ❶牛蒡根洗净去皮,切丝,浸泡半小时。❷猪里脊洗净切丝,加入适量调味品拌匀;紫菜泡发洗净;香菜洗净切末。❸锅上火,加水和牛蒡根丝烧沸,加盐和肉丝再烧沸,撇去浮沫;改小火煮熟,然后加紫菜煮沸,撒入香菜即可。

【功能效用】 本品具有清热解毒、泻火发汗的功效,适合糖尿病、高血压患者食用。

山药鱼头汤

 鲢鱼头400克
 山药100克
 枸杞子10克
 鸡精3克
 盐6克
 香菜5克
 葱5克
 姜5克

【制作过程】 ❶鲢鱼头洗净,剁块;山药去皮,洗净,切块备用;枸杞子洗净。❷净锅上火,倒入油、葱、姜爆香;下入鱼头略煎,加水,下入山药、枸杞子煲至熟;再调入盐、鸡精,撒上香菜即可。❸山药可以用山药粉代替,老年人食用更容易吸收营养。

【功能效用】 本品具有补脑益智、健脾益胃、滋补强壮的功效。

天麻红花猪脑汤

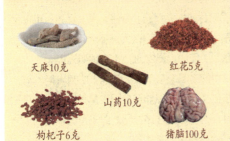

天麻10克　红花5克　山药10克　枸杞子6克　猪脑100克

【制作过程】❶猪脑洗净，氽水去腥味；山药、天麻、红花、枸杞子洗净，山药去皮切块。❷炖盅内加水，将所有材料放入，隔水炖至猪脑熟烂。❸加入盐调味即可。

【功能效用】天麻息风、定惊，红花活血通经、去瘀止痛，猪脑补骨髓、益虚劳。本品具有益智补脑、活血化瘀、平肝降压的功效。

核桃熟地猪肠汤

红枣10克　熟地黄15克

猪肠500克　核桃仁120克

【制作过程】❶核桃仁用开水烫，去皮；熟地黄洗净；红枣去核洗净。❷猪肠洗净，氽烫后切小段。❸把全部材料放入蒸锅内，加适量清水，文火隔水蒸3小时，再加入调味品对菜品进行调味即可。

【功能效用】核桃性温味甘，无毒，有健胃、补血、润肺、养神等功效。现代研究也表明，核桃中的磷脂，对脑神经有良好的保健作用。核桃煮汤常食，可有效缓解健忘。

腰果鸡丁

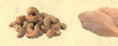

腰果200克　鸡肉150克　红椒1个

葱10克　盐5克　味精3克

【制作过程】❶鸡肉洗净，切丁；红椒洗净，切圈；葱切末。❷锅中加油烧热，下入腰果炸至香脆，捞出备用。❸原锅内下入红椒、葱和鸡丁，炒熟后加入炸好的腰果翻匀，最后加入盐、味精调味即可。

【功能效用】腰果补肾益精、益智补脑；鸡肉补气健脾；红椒暖胃散寒。本品能润肠通便，防治心血管疾病。

枸杞鸭肉粥

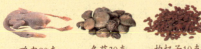

鸭肉80克　冬菇30克　枸杞子10克

大米120克　生抽5毫升　料酒适量　葱花适量

【制作过程】❶大米洗净；冬菇泡发洗净，切片；枸杞子洗净；鸭肉洗净切块，用料酒、生抽腌制。❷油锅烧热，入鸭肉过油；另起一锅，加清水，放入大米煮沸，再下冬菇、枸杞子熬煮至米粒开花。❸下鸭肉，将粥熬煮至浓稠，加入适量调味品，撒上葱花即成。

【功能效用】鸭肉滋补养胃。枸杞子抗衰老、养肝明目。本品适用于烦热、盗汗等症。

镇静安眠食疗方

治疗失眠的药物,大多有不良反应。若能选择宁心安神、帮助睡眠的中药材和食材配伍做成药膳食用,则既镇静安眠,又滋补身体。适宜的药材和食材有远志、莲子、酸枣仁、核桃仁、柏子仁、夜交藤、益智仁、合欢皮、灵芝等。此外,还可多食用桂圆、猪脑、何首乌、猪心、鱼头、酸枣等补脑食物。

双仁菠菜猪肝汤

猪肝200克

菠菜2棵

酸枣仁10克

柏子仁10克

【制作过程】❶将酸枣仁、柏子仁装在纱布袋内,扎紧口放入锅中,加4碗水煎汤,煎至约剩3碗水,去袋留汤。❷猪肝洗净切片;菠菜去头,洗净切段。❸将猪肝汆烫后捞起,和菠菜一起加入药汤中;待水一滚沸即熄火,加盐调味即成。

【功能效用】菠菜和猪肝都是补血佳品,酸枣仁、柏子仁则是养心安神的佳品。本品适合失眠多梦患者食用。

远志菖蒲鸡心汤

鸡心300克

胡萝卜1根

远志15克

菖蒲15克

葱段少许

盐6克

【制作过程】❶将远志、菖蒲装在纱布袋内,扎紧。❷鸡心汆烫,捞起,备用;葱洗净,切段。❸胡萝卜削皮洗净,切片;将胡萝卜与纱布袋放入锅中,加4碗水,以中火滚沸至剩3碗水;去袋留汁,再加入鸡心煮沸,下葱段、盐调味即成。

【功能效用】本品滋补心脏、安神益智,可改善失眠多梦、健忘惊悸、神志恍惚等症。

灵芝红枣瘦肉汤

猪瘦肉300克

灵芝4克

红枣适量

盐6克

【制作过程】❶将猪瘦肉洗净,切片;灵芝、红枣洗净备用。❷净锅上火,倒入水,下入猪瘦肉烧开,撇去浮沫;再下入灵芝、红枣,煲至熟调入盐即可。

【功能效用】灵芝益气补心、补肺止咳,红枣补气养血,猪肉健脾补虚。三者同用,可调理心脾功能,改善贫血、睡眠质量差等症状。

酸枣仁莲子茶

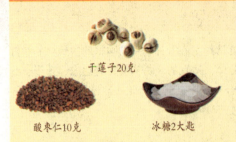

干莲子20克　酸枣仁10克　冰糖2大匙

【制作过程】❶干莲子泡水10分钟，酸枣仁放入纱布袋内备用。❷将莲子沥干水分后和纱布袋一起放入锅中，加入清水，以大火煮沸，再转小火续煮20分钟，关火。❸加入冰糖搅拌至溶化，滤取茶汁饮用即可。

【功能效用】酸枣仁具有镇静安神的作用，特别适合因情绪烦躁导致失眠的人。这道茶饮对女子产后抑郁、神经衰弱、经前烦躁均有效。

丹参三七炖鸡

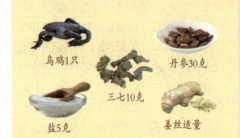

乌鸡1只　丹参30克　三七10克　盐5克　姜丝适量

【制作过程】❶乌鸡洗净切块；丹参、三七洗净。❷将三七、丹参装入纱布袋中，扎紧袋口。❸将纱布袋与鸡块同放于砂锅中，加清水600毫升，烧开后，加入姜丝；改小火炖1小时，加盐调味即可。

【功能效用】丹参活血祛瘀、安神宁心，田七止血散瘀，乌鸡滋阴补肾，三者合用可改善身体虚弱、心律失常、失眠、心悸。

莱菔子萝卜汤

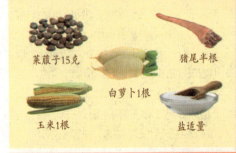

莱菔子15克　猪尾半根　白萝卜1根　玉米1根　盐适量

【制作过程】❶猪尾洗净后切块，入开水汆烫；莱菔子、白萝卜、玉米均洗净。❷锅中加清水煮开，放入莱菔子煮沸，再加入猪尾同煮15分钟。❸将白萝卜、玉米切块，一并加入猪尾汤锅中续煮至熟，加盐调味即可。

【功能效用】本品具有增进食欲、消食化痰的功效，适用于消化不良、胃胀、痰多的失眠人士。

金瓜百合甜点

百合50克　金瓜250克　白糖10克　蜂蜜15克

【制作过程】❶金瓜洗净，先切成两半去瓤，再用刀在其面切出锯齿形状的花纹。❷百合洗净，先逐片削去黄尖，再用白糖拌匀，放入金瓜盅中，然后将金瓜放入蒸锅，水开后转小火，续蒸约8分钟即可。❸将金瓜取出，淋上备好的蜂蜜即可。

【功能效用】本品滋阴泻火、养心安眠，可用于心阴虚、心火盛、烦躁不眠、手足心热、口干舌燥等症。

补血益气食疗方

中医认为,人体以脏腑为本,以气血为用,血与气的关系密切。补血益气就是通过性味甘平的药膳来养肝、护心、补脾胃、补肺,调理血虚、气虚证。人体血虚气虚常会导致面色萎黄、头昏眼花、心悸失眠、疲倦乏力、双眼干涩等症。补血益气药膳常用的药材食材有当归、桂圆、人参、红参、山药、板栗、红枣、黑芝麻、胡萝卜、菠菜、香菇、豆腐、土豆、猪肉、牛肉等。

首乌黑豆煲鸡爪

鸡爪8只　猪瘦肉100克　黑豆20克
红枣5颗　何首乌10克　盐3克

【制作过程】❶鸡爪斩去趾甲,洗净,备用;红枣、何首乌洗净泡发,备用;猪瘦肉洗净,汆烫去腥,沥水切片备用。❷黑豆洗净放入锅中,炒至豆壳裂开。❸将除盐以外的全部用料放入煲内,加适量清水,用大火烧开后转小火煲3小时,再下盐调味即可。

【功能效用】本品滋阴补肝肾、益气养血,有很好的滋补作用,适合气血不足、头昏眼花患者食用。

浮小麦莲子黑豆茶

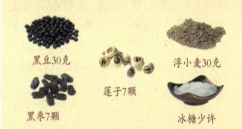

黑豆30克　浮小麦30克
莲子7颗　冰糖少许
黑枣7颗

【制作过程】❶将黑豆、浮小麦、莲子、黑枣均洗净,放入锅中,加水1000毫升;大火煮开,再转小火煲至食材熟烂。❷调入冰糖搅拌溶化即可。

【功能效用】浮小麦是敛阴固汗的常用药,莲子、黑豆可滋阴补肾,黑枣可益气补血。本品对盗汗、自汗症状有很好的改善作用。

五味子爆羊腰

杜仲15克　羊腰500克　五味子6克

葱花适量　盐5克　蒜末适量

【制作过程】❶杜仲、五味子洗净煎汁。❷羊腰切开,除去白色筋膜,洗净,切小块,用芡汁、药汁裹匀。❸烧热油锅,放入羊腰爆炒;嫩熟后,放入葱花、蒜末、盐调味即可。

【功能效用】羊腰补肾气,益精髓。杜仲补肝肾、强筋骨、安胎。本品有补肝益肾、强腰膝的功效,适合肾虚劳损、阳气衰败所致的多汗等症。

砂仁黄芪猪肚汤

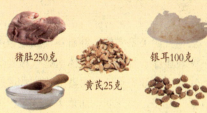

猪肚250克　银耳100克　黄芪25克　盐适量　砂仁10克

【制作过程】❶银耳以冷水泡发，去蒂，撕成小朵；黄芪、砂仁洗净备用。❷将猪肚刷洗干净，氽水，切片。❸将猪肚、银耳、黄芪、砂仁放入瓦煲内，大火烧沸后再以小火煲2小时，加盐调味即可。

【功能效用】黄芪、猪肚均有补气健脾之功。砂仁化湿止呕。银耳可滋阴益胃。

鲜人参炖乌鸡

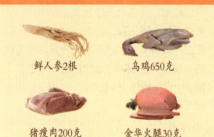

鲜人参2根　乌鸡650克　猪瘦肉200克　金华火腿30克

【制作过程】❶乌鸡去毛后，在背部开刀去内脏；猪瘦肉洗净切小块；金华火腿切粒；人参洗净切小段。❷把所有的肉料焯去血污；再把肉料和其他原材料装入炖盅内，隔水炖4小时。❸在炖好的汤中，依据个人口味加入适量调味料即可。

【功能效用】本品具有益气固表、强壮身体、镇静安神、健脑益智的功效。

淡菜枸杞煲老鸽

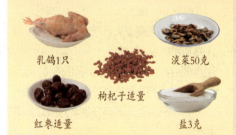

乳鸽1只　淡菜50克　枸杞子适量　红枣适量　盐3克

【制作过程】❶将乳鸽处理干净；淡菜、枸杞子均洗净泡发；红枣洗净。❷锅中加水烧热，将乳鸽放入煮5分钟，捞起。❸将乳鸽、枸杞子、红枣放入瓦煲内，注入水，大火煲沸；再放入淡菜，改小火煲2小时，加盐调味即可。

【功能效用】淡菜补肝肾、益精血。乳鸽补肝壮肾、益气补血。

枸杞蒸鲫鱼

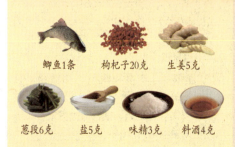

鲫鱼1条　枸杞子20克　生姜5克　葱段6克　盐5克　味精3克　料酒4克

【制作过程】❶将鲫鱼宰杀洗净后，用生姜、葱段、盐、味精、料酒腌渍入味。❷将泡发好的枸杞子均匀地撒在鲫鱼身上。❸将鲫鱼上锅蒸6~7分钟至熟即可。

【功能效用】枸杞子能养肝明目、补血安神。鲫鱼有健脾利湿、和中开胃、活血通络、温中下气之功效。本品能补气养血，适用于精神倦怠、食欲不振等症。

阿胶怀杞炖甲鱼

甲鱼1只

山药8克

枸杞子6克

阿胶10克

【制作过程】❶将甲鱼处理洗净，切块，氽水；山药、枸杞子洗净。❷将甲鱼肉、清鸡汤、山药、枸杞子、生姜、绍酒置于炖盅内，盖上盅盖，隔水炖。❸待锅内水开，用中火炖2小时；再放入阿胶，改小火炖30分钟即可。

【功能效用】阿胶能补血、止血、滋阴润燥。枸杞子可补肾、养肝明目。甲鱼具有益气补虚、滋阴壮阳、益肾健体、净血散结等功效。

益气养血茶

绞股蓝15克

枸杞子适量

红糖适量

【制作过程】❶将绞股蓝、枸杞子用清水稍稍冲洗，去掉杂质，放入杯中；再加入红糖，用沸水冲泡，加盖稍焖一下。❷待茶水稍温后即可饮用。❸可反复冲泡至茶味渐淡。

【功能效用】绞股蓝益气养血、消炎解毒、止咳祛痰、安神助眠，用于气虚体弱、心烦失眠、头昏目眩等症。本品具有益气养血、养肝明目等功效，适用于眼睛干涩、贫血等症。

美味八宝羹

山药200克

红枣6颗

桂圆8颗

芡实1汤匙

枸杞子1汤匙

百合1汤匙

红豆半杯

糯米半杯

【制作过程】❶山药洗净去皮，切块；桂圆取果肉，切碎；红枣洗净去核切开；红豆、枸杞子分别洗净、泡发，备用；芡实、百合洗净备用。❷糯米淘净，浸泡1小时；将糯米倒入锅中，加适量水熬煮，水沸腾后，倒入余下的材料，转小火煮30分钟，不时搅拌，直到粥变黏稠为止。

【功能效用】桂圆治疗虚劳羸弱、失眠、心虚、头晕效果显著。此品具有益气养血、养胃生津、清心安神等功效。

阿胶桂圆人参粥

阿胶15克

桂圆肉10颗

人参3克

红豆适量

大米100克

白糖8克

【制作过程】❶大米洗净泡发；人参、桂圆肉洗净；红豆洗净，泡发；阿胶打碎，以小火烊化备用。❷锅置火上，加适量清水，放入大米、红豆，用大火煮至米粒开花。❸放入人参、桂圆肉，再加入已经烊化的阿胶搅匀；小火煮沸，放白糖调味即成。

【功能效用】此粥具有补益气血、养阴健脾、安神助眠的功效。

活血理气食疗方

活血即清热散瘀，促进血液循环；理气即运用健脾、疏肝解郁、宽胸、行气止痛、散气破结的方法，来治疗气滞、气逆等病症。气血不畅常表现为呕恶、呃逆或喘息。制作活血理气药膳常用的药材食材有板栗、桃仁、丹参、白茅根、紫苏、杏仁、陈皮、砂仁、油菜、芦笋、香菜、豌豆、橘子、山楂、槟榔、荞麦、蟹、醋等。

龙胆草当归牛腩

牛腩750克　当归25克　冬笋150克　龙胆草10克

绍酒适量　白糖10克　酱油5毫升

【制作过程】❶牛腩洗净，煮熟切块；冬笋处理干净后切块。❷锅内放油烧热，下牛腩、龙胆草、冬笋，加绍酒、白糖、酱油翻炒。❸将猪骨汤倒入，加当归，小火焖2小时，出锅调味即可。

【功能效用】龙胆草清热燥湿、泻肝定惊；牛腩补脾胃、益气血、强筋骨；当归补血和血。本品对肝火旺盛引起的打鼾、呼吸气粗声高均有一定效果。

西洋参鸽子汤

西洋参20克　枸杞子10克　鸽子500克

葱少许　料酒少许　盐少许

【制作过程】❶鸽子去毛去内脏，洗净；葱洗净切段；西洋参洗净，去皮切片；枸杞子洗净备用。❷砂锅中注水，加热至沸腾，放入鸽肉、葱、料酒，转小火炖1个半小时。❸放入西洋参、枸杞子再炖20分钟，加入盐调味即可。

【功能效用】本品具有疏肝除烦、益气生津、滋阴明目等功效。

香菇豆芽猪尾汤

枳实8克　鲜香菇200克　黄豆芽200克

胡萝卜1根　猪尾500克　盐5克

【制作过程】❶猪尾剁成段，汆水。❷香菇洗净去蒂，切片；黄豆芽掐去根部，洗净；胡萝卜洗净削皮后切块；枳实洗净备用。❸将鲜香菇、黄豆芽、胡萝卜、猪尾、枳实放入锅中，加水没过材料，以大火煮开；再转小火续煮40分钟，加盐调味即可。

【功能效用】本品具有行气疏肝、补气益胃、降低血脂等功效。

川芎当归鳝鱼汤

川芎10克

当归12克

桂枝5克

红枣5颗

鳝鱼200克

盐适量

【制作过程】❶将川芎、当归、桂枝洗净；红枣洗净，浸软，去核。❷将鳝鱼剖开，去除内脏，洗净，再入开水锅内稍煮，捞起过冷水，刮去黏液，切长段。❸将上述材料放入砂煲内，加适量清水，武火煮沸后，改文火煲2小时，最后加盐调味即可。

【功能效用】川芎行气，当归补血、活血，桂枝发汗解肌，黄鳝能治疗消渴及消化不良。四者合用，有行气开郁、祛风通络的作用。

丹参槐花酒

槐花300克

丹参300克　米酒适量

【制作过程】❶将丹参切碎，与槐花一起放入适量的米酒中浸泡15天。❷滤出药渣，并压榨出汁，将药汁与药酒合并。❸再加入适量米酒浸泡，过滤药渣后装入瓶中即可。每次服用10毫升，每日3次，饭前温热服用。

【功能效用】槐花清热解毒、凉血止血；丹参既止血又活血，能排毒、止痛；米酒活血化瘀。合用对血瘀引起的男子异常勃起有一定疗效。

猪骨黄豆丹参汤

猪骨400克

黄豆250克

丹参20克

桂皮10克

【制作过程】❶将猪骨洗净，剁块；黄豆去杂，洗净。❷丹参、桂皮用干净纱布袋装好。❸砂锅加水，放入猪骨、黄豆、纱布袋，先大火烧沸，再改小火炖煮约1小时，最后拣出纱布袋，加入适量调味品对菜品进行调味即可。

【功能效用】丹参活血调经、祛瘀止痛、凉血散结、除烦安神，对血热瘀滞引起的阴茎异常勃起有一定的改善作用，对缺铁性贫血亦有益。

马齿苋荠菜汁

草薢10克

马齿苋50克

荠菜50克

【制作过程】❶把马齿苋、荠菜洗净，放在温开水中浸泡30分钟，再取出连根切碎，放到榨汁机中榨成汁。❷把榨汁后的马齿苋、荠菜同萆薢用温开水浸泡10分钟，再重复绞榨取汁。❸合并汁液，过滤后放入锅里，用小火煮沸即可。

【功能效用】荠菜具有健脾利水、止血解毒的功效。此品清热解毒、利湿泻火，对急性前列腺炎、尿路感染均有疗效。

补肾壮阳食疗方

男子"以肾为本,以精为用",如若肾虚,会导致全身功能衰退,如身倦畏寒、四肢不温、腰膝酸软、舌质淡白、脉沉而弱。制作补肾壮阳的药膳,一般选择的药材食材都是热量较高且营养丰富的,常用的有核桃、桂圆、人参、冬虫夏草、附子、菟丝子、海参、河虾、海虾、泥鳅、狗肉、羊肉、羊骨、羊奶、淡菜、韭菜、胡椒、荔枝等。

肾气乌鸡汤

熟地黄15克　山茱萸10克　山药15克　牡丹皮10克

茯苓10克　泽泻10克　牛膝8克　乌鸡腿1只

【制作过程】❶乌鸡腿洗净,剁块,放入沸水中氽烫,去掉血水;山药洗净,去皮切块。❷将乌鸡块、山药块及所有的药材放入锅中,加适量水至没过所有的材料。❸以武火煮沸,然后转文火续煮40分钟左右即可取汤汁饮用。

【功能效用】本品滋阴补肾、温中健脾,对因肾阴亏虚引起的耳聋耳鸣、性欲减退、阳痿不举、遗精早泄等症状均有效。

莲子百合芡实排骨汤

猪排200克　　　　莲子15克

芡实15克

百合15克　　　　盐3克

【制作过程】❶猪排洗净,斩块,氽去血水;莲子去皮,去心,洗净;芡实洗净;百合洗净泡发。❷将猪排、莲子、芡实、百合放入砂煲,加入清水,大火烧沸。❸改小火煲2小时,加盐调味即可。

【功能效用】本品适合因肾虚引起的早泄、阳痿等患者食用。

三参炖二鞭

牛鞭200克　鹿鞭200克　西洋参5克

人参5克　沙参5克　老母鸡1只

【制作过程】❶将牛鞭、鹿鞭削去尿管,切成片。❷将西洋参、人参、沙参洗干净;老母鸡去内脏,洗净。❸所有材料加水用小火煲3小时,再调入盐和味精即可。

【功能效用】牛鞭、鹿鞭均是补肾壮阳的良药;人参、花旗参、沙参益气补虚、滋阴润燥,可改善阳痿症状。

山茱萸覆盆子奶酪

山茱萸15克

覆盆子果酱30克

食用明胶12克

鲜奶350克

鲜奶油150克

冰糖15克

【制作过程】❶山茱萸洗净，用水煎煮取汁；食用明胶洗净，用水泡软并沥干。❷将鲜奶、鲜奶油、食用明胶、冰糖放入锅中，小火加热后倒入模具中，放入冰箱中凝固定型。❸将山茱萸汁和覆盆子果酱一起煮匀，淋在奶酪上，冰镇后即可食用。

【功能效用】本品具有益肾固精、缩尿止遗的作用，可改善遗精、身倦畏寒、小儿遗尿等症状。

板栗猪腰汤

板栗50克

猪腰100克

红枣20克

生姜适量

盐1克

鸡精适量

【制作过程】❶将猪腰切开，除去白色筋膜，洗净；板栗洗净剥开；红枣洗净；生姜洗净，去皮切片。❷锅内注水烧热，入猪腰汆去表面血水，再捞出洗净。❸瓦煲中加水，大火滚开后放入猪腰、板栗、姜片、红枣，以小火煲2小时后调入盐、鸡精即可。

【功能效用】本品对肾虚所致的腰酸痛、肾虚遗精、耳聋、小便不利有很好的疗效。

海马枸杞汤

海马2只

枸杞子15克

红枣5颗

生姜2片

【制作过程】❶枸杞子、红枣均洗净。❷海马泡发洗净。❸将所有材料加水煎煮30分钟即可。

【功能效用】海马能强身健体、补肾壮阳、舒筋活络、消炎止痛，适用于女子宫寒不孕、腰膝酸软、尿频等症。本品具有温阳益气、补肾滋阴等功效，可改善阳痿遗精、腰膝酸软、性欲减退等症。

五子鸡肝汤

鸡肝1份

地肤子10克

刺蒺藜10克

覆盆子10克

车前子10克

菟丝子10克

【制作过程】❶将鸡肝洗净，切片；姜洗净，切丝；葱洗净，切丝；五味药材均洗净。❷将药材装入纱布袋内，放入锅中，加水煎汁。❸捞起纱布袋丢弃，转中火，放入鸡肝、姜丝、葱丝煮至熟，加盐调味即可。

【功能效用】本品具有益肾固精的功效，十分适合肾虚阳痿、早泄滑精、腰酸胀痛等症患者食用。

强筋壮骨食疗方

《黄帝内经》中形容年轻男性"筋骨隆盛，肌肉满壮"，反映出强壮筋骨对于男性来说多么重要。一个男子的身体是否健壮，与肾的强弱有关。肾主骨生髓，其华在发，肾气充沛则骨坚齿固，脑充发荣。所以男子强壮筋骨，最重要的还是补肾。制作强筋壮骨药膳常用的药材食材有续断、海马、鹿茸、黄芪、虫草、韭菜、黑豆、蛤蜊、猪骨、牛肉、鳝鱼等。

黑豆猪皮汤

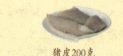
猪皮200克

黑豆50克

红枣10颗

【制作过程】❶猪皮处理干净，氽水，切块。❷黑豆、红枣分别洗净，放入锅中，加水煲至豆烂。❸加入猪皮，煲至猪皮软烂，加入适量盐、鸡精，搅拌均匀即可。

【功能效用】猪皮有滋阴补虚、养血益气之功效，可用于治疗心烦、贫血及各种出血性疾病。本品补肾壮骨、补充钙质、补血养颜，适合骨质疏松、腰椎间盘突出、皮肤粗糙的患者食用。

韭菜核桃炒猪腰

韭菜150克

猪腰150克

核桃仁20克

红椒30克

【制作过程】❶韭菜洗净切段；猪腰处理干净后改刀切条，氽水备用；红椒洗净，切丝。❷用盐、味精、水淀粉和鲜汤调好芡汁，备用。❸油锅烧热，加入红椒爆香，再加入腰花、韭菜、核桃仁翻炒，调入芡汁炒匀即可。

【功能效用】肾主骨，韭菜、猪腰、核桃均是补肾的佳品。本品对骨质疏松、肾虚所致的腰酸痛、遗精、耳聋及水肿、小便不利有很好的防治作用。

杜仲巴戟猪尾汤

猪尾适量

巴戟天15克

杜仲15克

红枣7枚

【制作过程】❶猪尾洗净，斩块；巴戟天、杜仲均洗净，浸水片刻；红枣去核洗净。❷净锅入水烧开，下入猪尾氽透，并捞出洗净。❸将浸泡巴戟天、杜仲的水倒入瓦煲，加入适量清水，大火烧开；再放入猪尾、巴戟天、杜仲、红枣；改小火煲3小时，出锅前依据个人口味加盐调味即可。

【功能效用】本品可滋补肝肾、强壮筋骨。

第六章

美容养颜食疗方
——美丽也能吃出来

乌发明目食疗方

每个人都渴望拥有一头乌黑亮丽的头发和一双明亮动人的眼睛,但现实却往往让人失望。中医认为,"肝肾同源""肝开窍于目""肾主骨,其华在发"。因此,乌发明目的药膳主要是以滋阴凉血、补肾养肝为主,伴以养血安神、疏风清热。常用药材有枸杞子、菊花、决明子、桂圆、首乌、泽泻等,常用食材有动物肝肾、红枣、木耳、山药、海带、芹菜、黄花菜等。

芝麻润发汤

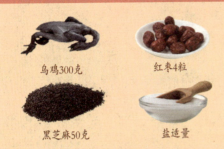

乌鸡300克　红枣4粒　黑芝麻50克　盐适量

【制作过程】❶乌鸡洗净,切块,氽烫后捞起备用;红枣洗净。❷将乌鸡、红枣加黑芝麻和水,以小火煲约2小时,再加盐调味即可。

【功能效用】乌鸡含有10种氨基酸,可提高生理机能、延缓衰老、强筋健骨,对防治妇女缺铁性贫血、须发早白等有明显效果。本品具有补肝益肾、乌发明目等作用。

黑豆蛋酒汤

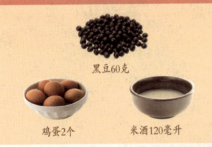

黑豆60克　鸡蛋2个　米酒120毫升

【制作过程】❶黑豆洗净泡发。❷锅中加入水烧沸,打入鸡蛋煮成荷包蛋。❸加入黑豆一起煮,至豆烂时,加入米酒稍煮片刻即可。

【功能效用】黑豆性平味甘,具有消肿下气、润肺燥热、活血利水、祛风除痹、补血安神、明目健脾、补肾益阴、解毒的作用,常食能乌发、延年益寿。

胡萝卜红枣猪肝汤

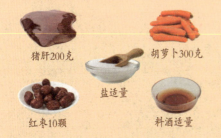

猪肝200克　胡萝卜300克　盐适量　红枣10颗　料酒适量

【制作过程】❶胡萝卜洗净,去皮切块,放油中略炒后盛出;红枣洗净。❷猪肝洗净切片,用盐、料酒腌渍,放油中略炒后盛出。❸把胡萝卜、红枣放入锅内,加足量清水,大火煮沸;再以小火煲至胡萝卜熟软,然后放入猪肝片再煲沸,加盐调味即可。

【功能效用】此汤能防治血管硬化、降低胆固醇、清肝明目、增强记忆力。

白芍竹荪山药排骨汤

 白芍10克
 山药250克
 香菇3朵
 竹荪15克
 猪排1000克
 盐2小匙

【制作过程】❶猪排洗净，汆水；山药去皮，洗净切块；香菇去蒂，冲净，切片。❷竹荪泡发，去伞帽、杂质，切段；将猪排放入锅中，再放入白芍，加水适量，炖煮20分钟。❸加入山药、香菇、竹荪续煮10分钟，加盐调味即成。

【功能效用】此汤能养肝补血，还能调经理带，可改善血虚、脸色青黄或苍白。

谷精草菠菜羊肝汤

 谷精草15克
 夏枯草15克
 菠菜500克
 羊肝1块

【制作过程】❶将菠菜洗净，焯熟；羊肝洗净汆水；谷精草、夏枯草均洗净，放入纱布袋中。❷将菠菜、羊肝、纱布袋一起放入锅内，加水煎煮至熟，取出纱布袋即可。

【功能效用】夏枯草有清肝火、平肝阳的功效。本品能养肝明目、补充维生素A，适用于改善夜盲症、老眼昏花、白内障等。

枸杞叶猪肝汤

 猪肝200克
 枸杞叶10克
 黄芪5克
 沙参3克
 姜片适量
 盐适量

【制作过程】❶猪肝洗净，切成薄片；枸杞叶洗净；沙参、黄芪润透，切段。❷将沙参、黄芪加水熬成药汁。❸下入猪肝片、枸杞叶和姜片，煮5分钟（一定要控制好时间，以免肝的口感变老），调入盐即可。

【功能效用】此汤具有补肝明目的功效，适用于改善风热目赤、双目流泪、视力减退、夜盲、营养不良等。

柴胡枸杞羊肉汤

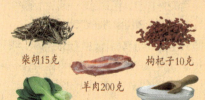
柴胡15克　枸杞子10克　羊肉200克　油菜200克　盐3克

【制作过程】❶将柴胡冲净，放进锅中，加4碗水，熬到约剩3碗，去渣留汁。❷羊肉洗净切片，油菜洗净切段。❸将枸杞子放入高汤中煮软；羊肉片入锅，加入油菜；待羊肉片熟，加盐调味即可。

【功能效用】柴胡能疏肝解郁，枸杞子能养肝明目，羊肉对手脚冰冷、痛经的女性有很好的改善作用。

木瓜墨鱼汤

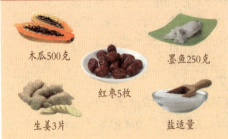

木瓜500克　墨鱼250克　红枣5枚　生姜3片　盐适量

【制作过程】❶将木瓜去皮、籽，洗净，切块；将墨鱼洗净，取出墨鱼骨（清洗墨鱼时，应将其头浸入水中，以免墨鱼中的黑汁四处飞溅）。❷将红枣浸软，去核，洗净。❸将除盐外的全部材料放入砂煲内，加适量清水；武火煮沸后，改文火煲2小时，加盐调味即可。

【功能效用】本品能养血滋阴、温经通络、调经利水、美肤乌发。

杞菊肝片汤

枸杞子10克　菊花5克　猪肝300克　盐1小匙

【制作过程】❶猪肝冲净，切片；锅内加4碗水，放入枸杞子；以大火煮开，再转小火续煮3分钟。❷待水沸，放入肝片和菊花；待水再沸，加盐调味即可。

【功能效用】富含维生素B_2的猪肝，搭配含β-胡萝卜素的枸杞子，能防止晶状体老化令眼睛干涩或致白内障，对视力恢复有一定作用。

红花绿茶饮

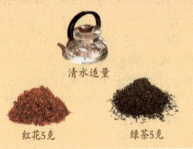

清水适量　红花5克　绿茶5克

【制作过程】❶用清水将红花、绿茶稍冲洗，去掉杂质。❷将红花、绿茶放入有盖的杯中，用沸水冲泡，盖上杯盖。❸泡好后过滤即可饮用。

【功能效用】红花有活血通经、祛瘀止痛的功效。绿茶有清热解毒、利尿排毒、提神醒脑、抗衰老的功效。本茶饮具有活血化瘀、养肝明目、降低血脂的功效。

桑麻糖水

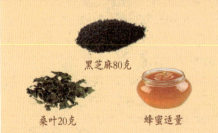

黑芝麻80克　桑叶20克　蜂蜜适量

【制作过程】❶将桑叶洗净，烘干，研成细末。❷黑芝麻捣碎，与桑叶末一起加水煎40分钟。❸稍凉后加入蜂蜜调味即可饮用。

【功能效用】桑叶有解表热、疏散风热、平肝明目、养阴生津的作用。黑芝麻则是肾气不足者最适宜食用的食物，有温补固涩的作用。本品养肝补肾、滋阴降火，适用于辅助治疗夜盲症、便秘、结膜炎等。

滋阴润肤食疗方

中医认为，人体是一个普遍联系的整体，要从根本上唤起好气色，延缓衰老，青春常驻，还要从内部调理做起，通过补血理气、调整平衡来让皮肤水嫩透亮！补水先要健脾，只有健脾益气，才能化生津液，通达阳气，滋润皮肤。制作滋阴润肤药膳，主要是润肺补脾，常用的药材食材有百合、茯苓、莲子、玉竹、腰果、银耳、猪蹄、荸荠、雪梨、苹果等。

益气润肤汤

土茯苓25克　胡萝卜600克　荸荠10粒　黑木耳20克　盐少许

【制作过程】❶将所有食药材洗净，胡萝卜、荸荠去皮切块；木耳去蒂洗净，切小块。❷将备好的食药材和2000毫升水放入砂锅中，以大火煮开后转小火煮约2小时。❸加盐调味即可。

【功能效用】本品富含维生素，可使皮肤细嫩光滑，对皮肤干燥、粗糙者有很好的食疗作用，还能补气益血、润泽肌肤、延缓衰老。

蜜橘银耳汤

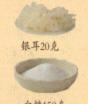

银耳20克　橘子200克　白糖150克　水淀粉适量

【制作过程】❶将银耳水发后放入碗内，上笼蒸1小时取出。❷橘子剥皮去筋，取橘肉；将汤锅置旺火上，加入适量清水，将蒸好的银耳放入汤锅内，再放入橘肉、白糖煮沸。❸用水淀粉勾芡，再开后盛入汤碗内即成。

【功能效用】本品富含维生素C，能润肤美白、滋阴祛斑、美容养颜、补虚损。

荞麦红枣羹

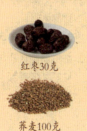

红枣30克　桂圆肉50克　荞麦100克　白糖30克

【制作过程】❶荞麦洗净泡发；桂圆肉、红枣均洗净。❷砂锅中加水，烧开；下入荞麦、桂圆肉、红枣，先用武火煮开，再转文火煲40分钟。❸起锅前，调入白糖，搅拌均匀即可食用。

【功能效用】荞麦有"净肠草"之称，是很好的大肠清道夫，能抑制黑色素的生成，有预防老年斑和雀斑的作用。本品具有补气健脾、养血补心、开胃消食等功效。

天冬茶

天冬30克

甘草5片

冰糖适量

【制作过程】❶用清水将天冬、甘草冲洗干净，去除杂质，放入杯中备用。❷倒入热水冲泡，加入冰糖。❸焖泡10分钟，完全泡开即可饮用。

【功能效用】天冬有养阴生津、润肺清心的功效，适用于肺燥干咳、虚劳咳嗽、伤津口渴、心烦失眠、肠燥便秘。本品具有滋阴养心、生津润燥、改善便秘的功效。

橘皮红枣汁

红枣8枚

新鲜橘皮1个

红糖少许

【制作过程】❶红枣洗净去核。❷橘皮洗净切丝。❸将红枣放入锅中，加350毫升水煮开；转小火续煮15分钟，再加入橘皮续煮2分钟，放入红糖即可。

【功能效用】橘皮有理气调中、行气消食的功效，可有效调理脾胃，减轻食欲不振、食后腹胀现象。红枣能补中益气、养血生津。此汁具有开胃健脾、补气养血的功效。

黄精牛筋煲莲子

黄精10克

莲子15克

蹄筋500克

生姜片适量

盐适量

味精适量

【制作过程】❶莲子泡发，黄精、生姜洗净。❷将蹄筋切块，入沸水汆烫。❸煲中加入清水烧沸，放入蹄筋、莲子、黄精、生姜片煲2小时，加盐调味即可。

【功能效用】黄精补气养阴；牛筋富含胶原蛋白，能增强细胞生理代谢，使皮肤富有弹性和韧性，延缓皮肤衰老。几者合用，能滋润肌肤、增加皮肤弹性。

清补养颜汤

莲子10克

百合15克

北沙参15克

玉竹15克

桂圆肉10克

枸杞子15克

【制作过程】❶将所有食药材洗净，莲子去心备用。❷将所有材料放入煲中，加适量水，以小火煲约40分钟，再加冰糖调味即可。

【功能效用】莲子养心明目；百合富含黏液质及维生素，对促进皮肤细胞新陈代谢有益；北沙参、玉竹滋阴润肤；桂圆补血养颜、抗衰老；枸杞子滋阴润肤，可清除自由基、抗氧化、抗衰老。

玉竹瘦肉汤

玉竹30克

猪瘦肉150克

盐适量

味精适量

【制作过程】❶玉竹洗净，用纱布包好；猪瘦肉洗净切块。❷将玉竹、猪瘦肉同放入锅内，加适量水煎煮，煮的过程中要撇掉浮沫；熟后取出玉竹，加盐、味精调味即可。

【功能效用】玉竹味甜，质柔而润，是一味养阴生津的良药，玉竹中所含维生素A能改善皮肤干裂、粗糙状况，使之滋润嫩滑，起到美容护肤的作用。

枸杞荸荠鹌鹑蛋

鹌鹑蛋100克

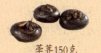
荸荠150克

枸杞子50克

糖20克

【制作过程】❶荸荠去皮，洗净；鹌鹑蛋先入锅中煮熟，剥去蛋壳，再入油锅炸至金黄，捞出控油。❷锅中放水，下入荸荠、鹌鹑蛋、枸杞子，煮20分钟。❸调入白糖即可。

【功能效用】鹌鹑蛋对贫血、月经不调女性，具有很好的调补、养颜美肤功效，与枸杞子、荸荠同煮，滋润肌肤、美容养颜的效果更为显著。

阳桃紫苏甜汤

阳桃1颗

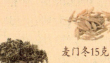
麦门冬15克

紫苏适量

天冬10克

冰糖1大匙

【制作过程】❶将麦门冬、天冬放入纱布袋；紫苏洗净，用1000毫升水煎取汁液；阳桃表皮以少量的盐搓洗，切除头尾，切成片状。❷将阳桃、纱布袋放入锅中，以小火煮沸，加入冰糖搅拌溶化。❸取出纱布袋，加入紫苏汁拌匀，放温后即可食用。

【功能效用】此汤健脾开胃、助消化，对人体有很好的滋养作用。

葛根粉粥

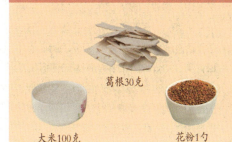
葛根30克

大米100克

花粉1勺

【制作过程】❶大米洗净，泡发。❷葛根洗净，沥干，研成粉末。❸大米与葛根粉、花粉同入砂锅内，加600毫升水，用小火煮至粥稠即可。

【功能效用】葛根中含有大量的异黄酮，可丰胸美体，还具有滋润皮肤、恢复皮肤弹性的作用。本品祛风散邪、清热生津，适合风热型痤疮患者食用。

祛斑去皱食疗方

　　色斑和皱纹是女性皮肤的两大杀手,其最根本的原因,除了年龄因素外,就是内分泌失调。祛斑去皱的有效途径之一,就是通过食用具有活血化瘀、改善身体循环的药膳,调理脏腑机能,增强皮肤弹性。祛斑去皱常用的药材食材有桃仁、红花、川芎、赤芍、柴胡、郁金、白芍、附子、杏仁、百合、鸡骨草、红枣、西红柿、田螺、苦瓜等。

鸡骨草煲鱼汤

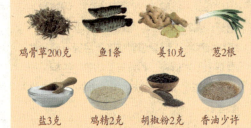

鸡骨草200克　鱼1条　姜10克　葱2根
盐3克　鸡精2克　胡椒粉2克　香油少许

【制作过程】❶将鱼处理干净,斩成块,再入油锅煎至两面呈金黄色;鸡骨草泡发;姜去皮切片,葱切段。❷砂锅内加水,放姜片、鸡骨草,煮沸后煲40分钟;放入鱼块煮熟,再加盐、鸡精、胡椒粉,撒入葱段,淋上香油即可。

【功能效用】鸡骨草可清热利湿,散瘀止痛。鱼富含蛋白质、脂肪和碳水化合物。常食此品能起到润肤去皱的功效。

清热除斑汤

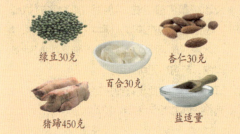

绿豆30克　杏仁30克　百合30克　猪蹄450克　盐适量

【制作过程】❶将除盐外的所有食药材洗净,猪蹄斩成块,氽烫后捞起备用。❷将除盐外的所有材料放入煲中,注入水,以文火煲至绿豆和猪蹄软烂。❸加盐调味即可。

【功能效用】绿豆清热解毒、利尿通淋;百合富含水分,可滋阴润肤;杏仁富含维生素B,可抑制皮肤油脂分泌。三者合用对改善痤疮、粉刺均有疗效。

木耳海藻猪蹄汤

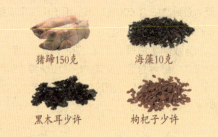

猪蹄150克　海藻10克　黑木耳少许　枸杞子少许

【制作过程】❶猪蹄洗净,斩块氽水;海藻洗净,浸水泡发;黑木耳泡发撕片;枸杞子洗净。❷将猪蹄、枸杞子放入砂煲,倒入适量清水,大火烧开;下入海藻、黑木耳,改小火炖煮2小时;加入调味品即可。

【功能效用】海藻中含有丰富的蛋氨酸、胱氨酸,能防止皮肤干燥,常食可使皮肤光滑润泽,还可改善皮肤油脂分泌。

灵芝玉竹麦门冬茶

 灵芝5克
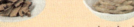 麦门冬6克
 玉竹3克
 蜂蜜适量

【制作过程】❶灵芝、麦门冬、玉竹共入锅，加水600毫升，煎煮15分钟。❷去渣取汁，倒入杯中，待汁液稍凉后加入蜂蜜，搅拌均匀即可饮用。

【功能效用】灵芝能美白养颜、抗皱抗衰老。麦门冬能滋阴润肤、抗皱抗衰老。常喝此茶不仅能紧肤抗皱，还能增强体质，提高身体免疫力。

熟地丝瓜汤

 熟地黄30克
 丝瓜250克
 盐8克
 味精5克
 香油适量
 姜适量
 葱适量
 蒜适量

【制作过程】❶丝瓜洗净去皮，切片；姜切丝，葱切末，蒜切片。❷熟地黄用水煎煮，去渣取汁。❸锅内加水，下丝瓜片、姜丝、葱末、蒜片，大火烧沸后，改文火煮3～5分钟；兑入熟地黄汁，再煮沸，调入盐、味精、香油即成。

【功能效用】丝瓜富含B族维生素，能防止皮肤老化、消除斑块；熟地黄可滋阴养血、滋补肝肾，对消除肝肾亏虚引起的色斑有效。

玫瑰枸杞养颜羹

 玫瑰花20克
 醪糟1碗
 杏脯10克 枸杞子10克
 葡萄干10克

【制作过程】❶玫瑰花洗净，切丝备用。❷锅中加水烧开，放入白糖、醪糟、枸杞子、杏脯、葡萄干煮开。❸用生粉勾芡，撒上玫瑰花丝即成。

【功能效用】玫瑰花能理气和血、疏肝解郁、降脂减肥、润肤养颜，尤其对妇女经痛、月经不调、面生色斑有较好的功效，常饮能使面色红润。

女贞子蜂蜜饮

 女贞子8克
 橙汁10毫升
 蜂蜜10克
 鸡蛋1个
 橙汁10毫升
 雪糕1根

【制作过程】❶取适量冰块放入碗中，再打入鸡蛋；女贞子洗净煎水备用。❷碗中加入雪糕、蜂蜜、橙汁、女贞子汁。❸一起搅打成泥即可。

【功能效用】蜂蜜富含抗氧化剂，能清除体内自由基，有抗癌、防衰老的作用，还能润肠通便，对便秘引起的痘痘、色斑有很好的治疗功效。

甜酒煮阿胶

阿胶12克

甜酒500毫升

冰糖适量

【制作过程】❶阿胶洗净,泡发。❷锅中加入适量清水,将甜酒倒入,加热至沸腾。❸放入泡好的阿胶后搅匀,将武火改为文火;待开,加入冰糖,继续加热至阿胶、冰糖完全溶化即可。

【功能效用】阿胶同红枣一样,也含有丰富的氨基酸和微量元素,还能促进钙的吸收。本品有滋阴补血、活血化瘀、养心安神的功效。

罗汉三宝茶

菊花10朵

枸杞子8粒

罗汉果1个

蜜枣3颗

红茶包1包

冰糖适量

【制作过程】❶将菊花、枸杞子洗净;罗汉果洗净,掰成小块。❷将菊花、枸杞子、罗汉果、蜜枣、红茶包、冰糖一起放入锅中,加水后煲20分钟。❸将煮好的茶倒入茶杯饮用即可。

【功能效用】罗汉果具有解暑、清肺止咳、润喉、降血压、抗衰老、益肤美容之功效。本品能清热润肺、止咳利咽、清肝明目等。

天冬桂圆参鲍汤

天冬50克

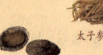
太子参50克

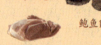
鲍鱼100克

桂圆肉25克

猪瘦肉250克

【制作过程】❶鲍鱼用开水烫4分钟,洗净;猪瘦肉洗净,切块。❷天冬、太子参、桂圆肉洗净。❸把天冬、太子参、桂圆肉、鲍鱼、猪瘦肉放入炖盅内,加开水适量,盖好;隔水文火炖3小时,再加入适量调味品对菜品进行调味即可。

【功能效用】鲍鱼能清热润燥、利肠通便、滋阴养血、固肾益精、平肝明目。本品具有补气养阴、生津止渴、补血养心等功效。

牛奶核桃糊

核桃仁300克

豆浆200克

牛奶200克

黑芝麻适量

白糖适量

【制作过程】❶核桃仁清洗干净,沥干水分后和芝麻一起倒入料理机磨碎,备用。❷将牛奶和豆浆混合,慢慢倒入料理机,边倒边磨,将已浓稠的核桃糊倒进锅里煮沸,放入适量的白糖即可食用。

【功能效用】中医认为,牛奶核桃糊具有养颜美白、滋阴润燥的作用,经常食用具有很好的祛斑、美白作用。

祛痘降火食疗方

青春痘又名痤疮、暗疮、粉刺，分为湿热壅盛型、脾虚湿盛型和肝郁气滞型三种。治疗青春痘的药膳，以清热凉血、利水解毒、通腑泄浊、理气活血、化瘀散结为主，常用的药材食材有夏枯草、玉竹、丹参、银杏、金银花、菊花、藏红花、牡丹皮、赤芍、陈皮、白芷、蘑菇、银耳、芹菜、苦瓜、山楂、梨、黄瓜、绿豆等。

金银花饮

金银花20克
山楂10克
蜂蜜250克

【制作过程】❶将金银花、山楂放入锅内，加适量水。❷锅置火上烧沸，5分钟后取药液一次；再加水煎一次，取汁。❸将两次药液合并，稍冷却后放入蜂蜜，搅拌均匀即可饮用。

【功能效用】金银花性寒，味甘，具有清热解毒、疏散风热的作用，对内火旺盛、面生痤疮者有很好的疗效。

夏枯草黄豆脊骨汤

夏枯草20克　黄豆50克　猪脊骨700克
蜜枣5颗　姜5克　盐5克

【制作过程】❶夏枯草洗净，浸泡30分钟；黄豆洗净浸泡。❷猪脊骨斩块，洗净，汆水；蜜枣洗净；姜切片。❸瓦煲内加水煮沸，加入除盐外的所有材料；武火煲滚后，改文火煲2小时，加盐调味即可。

【功能效用】夏枯草能清热泻火、清肝明目、解疮毒、散结消肿。黄豆能消炎止痛、解毒排脓、美容养颜、排毒通便。此汤有清热解燥、明目养肝的功效。

薏仁焕彩茶

开水适量
绿茶5克　薏苡仁粉4克

【制作过程】❶将薏苡仁粉炒熟。❷将绿茶倒入杯中，冲入开水，加入炒熟的薏苡仁粉即可。

【功能效用】常食薏苡仁可以保持皮肤光泽细腻，消除粉刺、痘痘及色斑，对皮肤脱屑、皲裂、粗糙、痤疮等都有良好疗效。薏苡仁和绿茶搭配食用，更有美白肌肤、排毒养颜的功效。

奶香杏仁露

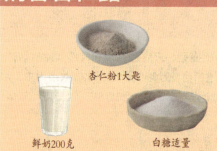

杏仁粉1大匙
鲜奶200克
白糖适量

【制作过程】❶鲜奶用微波炉加热1分钟。❷将杏仁粉加入鲜奶中，加白糖搅拌均匀。❸待温度适中即可饮用。

【功能效用】杏仁味甜，具有发散风寒、下气除喘、止咳润肺、美容养颜之功用，非常适合癌症、伤风感冒、肺虚咳嗽、干咳无痰、便秘等病症患者食用。本品具有敛肺止咳、滋阴润燥、安神助眠的功效。

麦门冬白米羹

西洋参5克　麦门冬10克　石斛20克

枸杞子5克　大米70克　冰糖50克

【制作过程】❶西洋参磨粉；麦门冬、石斛洗净装入纱布袋；枸杞子洗净。❷大米洗净，与枸杞子、纱布袋共入锅，加水，大火煮沸后转小火续煮到黏稠。❸捞起纱布袋，加入冰糖调味即可。

【功能效用】此羹具有养阴生津、润肺清心的功效，对夏季燥热口干、心烦失眠等症有食疗作用。

荸荠鲜藕茅根汤

白茅根50克　荸荠200克

鲜莲藕200克　盐少许

【制作过程】❶将荸荠、鲜莲藕洗净，去皮，切块；白茅根洗净，切碎备用。❷锅内加适量水，放入荸荠块、莲藕块、白茅根，大火烧沸。❸改小火煮20分钟，再调入盐即可。

【功能效用】莲藕是碱性食物，能够补血养血、消食止泻、健脾开胃。本品具有凉血止血、清热利尿、解暑止渴等功效。

红豆枸杞羹

红豆25克　百合10克
枸杞子10克　冰糖25克

【制作过程】❶红豆洗净泡发，百合洗净，枸杞子泡发。❷锅中加水烧开，下入红豆，煲至豆烂。❸下入百合、枸杞子、冰糖再煲10分钟即可。

【功能效用】红豆能利水消肿、解毒排脓、补血美容，对消除痘痘有一定的功效。百合富含黏液质及维生素，能促进皮肤细胞新陈代谢，也可帮助消除痘痘。

美白养颜食疗方

中医认为，除了天生皮肤黑，女性皮肤不白大多与机体气血失调、脏腑功能紊乱有关。美白养颜药膳关键就是要补气养血，调节脏腑经络功能，使其恢复正常。常用的药材食材有红枣、枸杞子、玉竹、白芷、白及、银耳、茯苓、燕窝、人参、西红柿、豆腐、猪皮等。

青豆党参排骨汤

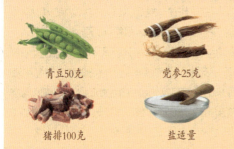

青豆50克　党参25克　猪排100克　盐适量

【制作过程】❶青豆洗净，党参润透切段。❷猪排洗净斩块，氽烫后捞起备用。❸将上述材料放入煲内，加水以小火煮约45分钟，再加盐调味即可。

【功能效用】青豆、党参、猪骨三者合用，具有改善皮肤粗糙、暗黄的作用，还可增强体质、提神醒脑，改善神疲乏力、精神萎靡等症状。

番茄莲子鲜肉汤

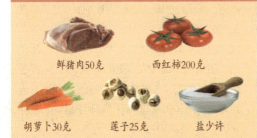

鲜猪肉50克　西红柿200克　胡萝卜30克　莲子25克　盐少许

【制作过程】❶将鲜猪肉洗净沥干，用盐抹匀腌24小时，第二天切小块。❷西红柿洗净切块，胡萝卜去皮洗净，切厚块；莲子洗净。❸所有材料共入锅，加水煮滚后煲20分钟，再加盐调味即可。

【功能效用】西红柿中的番茄红素能降低眼睛黄斑的退化、减少色斑沉着，还能防御紫外线，抑制黑色素的形成。

银耳樱桃羹

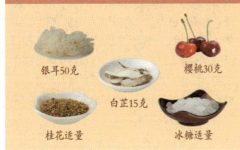

银耳50克　樱桃30克　白芷15克　桂花适量　冰糖适量

【制作过程】❶银耳洗净，泡软后撕成小朵；樱桃洗净，去蒂；白芷、桂花均洗净备用。❷锅置火上，先将冰糖溶化，加入银耳煮20分钟左右，再加入樱桃、白芷、桂花，煮沸即可。

【功能效用】银耳不仅富含胶原蛋白，能增强皮肤的弹性，还能清除自由基，促进细胞新陈代谢，改善人体微循环，从而起到抗衰老的作用。

健体润肤汤

山药25克

薏苡仁50克

冰糖适量

枸杞子10克

【制作过程】 ❶山药去皮，洗净切块；薏苡仁洗净；枸杞子泡发。❷所有材料入锅，加水，以小火煲约5小时。❸再加入冰糖调味即可。

【功能效用】 薏苡仁能利水消肿、健脾祛湿、清热排脓，常食可使皮肤光滑白皙、消除粉刺色斑。山药含有的营养成分和黏液质、淀粉酶等，能助消化、补虚劳、益气力、抗衰老，也有润肤养颜的效果。

通络美颜汤

桑寄生50克

竹茹10克

红枣8颗

鸡蛋2枚

冰糖适量

【制作过程】 ❶桑寄生、竹茹洗净；红枣洗净去核备用。❷将鸡蛋用水煮熟，去壳备用。❸桑寄生、竹茹、红枣入锅，加水以小火煲约90分钟；加入鸡蛋、冰糖煮沸即可。

【功能效用】 桑寄生对肝肾不足引起的面色暗沉、皮肤干燥、腰膝酸痛等均有效。竹茹可滋阴清热、美容润肤，对色素沉积、皮肤暗沉及痘痕均有一定的疗效。

灵芝麦门冬茶

灵芝适量

玉竹适量

麦门冬适量

蜂蜜少许

【制作过程】 ❶将灵芝、玉竹、麦门冬用清水稍稍冲洗，去除杂质，再放入锅中，加600毫升水，煎煮。❷沸腾后转小火再煮10分钟。❸加入蜂蜜调匀即可饮用。

【功能效用】 灵芝能补肝气、益心气、养肺气、固肾气、填精气。长期食用灵芝，能提高机体的免疫力，强壮体质，促进造血功能，抗衰老。本品具有平衡阴阳、滋阴润肺、补气健脾、美白护肤等功效。

洋葱草莓汁

山楂5颗

洋葱70克

草莓50克

柠檬半个

【制作过程】 ❶洋葱洗净，切成细丝；草莓去蒂，洗净备用。❷柠檬洗净，切片；山楂洗净，去核，备用。❸将洋葱、山楂、柠檬、草莓加适量水倒入搅拌机内搅打成汁即可。

【功能效用】 洋葱、草莓、柠檬均富含多种维生素、钙、铁、磷及植物纤维等营养成分，能解毒化痰、清热利尿。本品具有发汗泻火、健脾消食、美白养颜等功效。

排毒瘦身食疗方

中医认为，肥胖的成因主要是先天禀赋、嗜食肥甘厚腻、久卧不动、脏腑失调。中医主张从饮食、运动、健脾化痰、调肝补虚等方面入手，以调整人体脏腑阴阳气血平衡为手段，将人体多余脂肪代谢掉，以达到减肥瘦身的目的。常用的药材食材有薏苡仁、山药、白术、鸡内金、泽泻、茯苓、海带、冬瓜、绿豆、红豆、菠萝、木瓜、梨等。

玉竹沙参炖鹌鹑

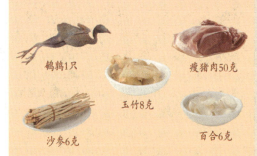

【制作过程】❶玉竹、百合、沙参用温水浸透，洗净。❷将鹌鹑处理干净，斩块；瘦猪肉洗净，切块。❸所有材料共入锅，加水炖30分钟后转小火炖1小时；再加入适量调味品对菜品进行调味即可。

【功能效用】玉竹滋阴润燥、生津止渴。鹌鹑有补中益气、强筋骨、耐寒暑、消结热、利水消肿的作用。

养肤瘦脸茶

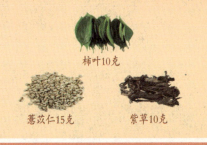

【制作过程】❶将所有材料洗净。❷在陶瓷器皿中先放入薏苡仁，加水煎煮20分钟；再下入柿叶、紫草续煮5分钟关火。❸滤去渣，加入少许白糖即可。

【功能效用】柿叶能利尿通便、消肿、减肥和安神。薏苡仁能健脾利水、减肥消肿，还能排脓祛痘，对瘦脸有较好的效果。紫草可清热解毒、瘦脸减肥。

茯苓清菊茶

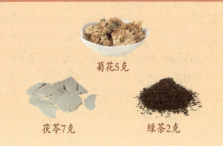

【制作过程】❶茯苓研磨成粉备用，菊花、绿茶洗净。❷将茯苓粉、菊花、绿茶放入杯中，用300毫升左右的开水冲泡即可。

【功能效用】茯苓利水渗湿、益脾和胃、宁心安神，对脾胃气虚引起的虚胖、面部水肿有效。菊花可散风清热、清肝明目、解毒消炎。绿茶可瘦身排毒。三者合用，对消除脸部水肿有明显的效果。

茯苓白萝卜排骨汤

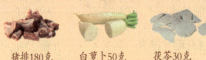

猪排180克　白萝卜50克　茯苓30克
鸡精0.5克　味精0.5克　盐1克

【制作过程】❶将猪排斩块,洗净焯水;白萝卜切块,茯苓洗净。❷将除盐、味精外的所有材料放入炖盅内,用中火蒸2小时。❸放入鸡精、盐、味精调味即可。

【功能效用】白萝卜、猪排能补肾养血、滋阴润燥,营养价值丰富。茯苓能利水渗湿,健脾,安神。此汤有滋阴补血、利水瘦身、消热解毒之功效。

冬瓜干贝汤

冬瓜200克　干贝20克
虾30克　草菇10克

【制作过程】❶冬瓜去皮,切成片;干贝泡发;草菇洗净,对切。❷虾剥去壳,挑去泥肠,洗净。❸锅上火,爆香姜片,下入高汤、冬瓜、干贝、虾、草菇,煮熟后加入调味料即可。

【功能效用】冬瓜利水消肿、除烦止渴、祛湿解暑。干贝滋阴、养血、补肾。此汤具有滋阴补血、利水祛湿之功效。

薏苡仁煮土豆

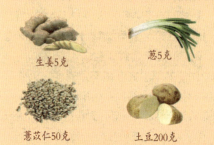

生姜5克　葱5克
薏苡仁50克　土豆200克

【制作过程】❶将薏苡仁洗净,去杂质;土豆去皮,洗净,切成3厘米大小的块;姜拍松,葱切段。❷将薏苡仁、土豆、姜、葱、料酒同放入炖锅内,加水,置大火上烧沸。❸转文火炖煮35分钟,加入盐、味精、芝麻油调味即成。

【功能效用】土豆含膳食纤维,多食不仅不会长胖,还是减肥者充饥的佳品。薏苡仁具有利水渗湿、健脾止泻、益肾解热、清洁肌肤、祛斑美容、滋补强身之功效。

紫菜西红柿鸡蛋汤

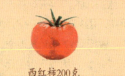

西红柿200克

紫菜15克　鸡蛋2个

【制作过程】❶西红柿洗净,去蒂,切成片;紫菜浸泡15分钟,洗净。❷鸡蛋去壳,搅成蛋液备用。❸将800毫升清水放入瓦煲内,煮沸后加入花生油、西红柿、紫菜;煲滚10分钟后,倒入蛋液,略搅拌,再依据个人口味加盐调味即成。

【功能效用】此汤有清热解毒、凉血平肝的功效,为减肥瘦身、美容润肺人士的常用食疗汤膳。